Ina Gutsch

SUPER-IONISIERTES WASSER FÜR UMWELTSANIERUNG UND GESUNDHEIT

SPURBUCHVERLAG

Ina Gutsch

SUPER-IONISIERTES WASSER

FÜR UMWELTSANIERUNG UND GESUNDHEIT

SPURBUCHVERLAG

Biobliografische Information
Der Deutschen Bibliothek
Die Deutsche Bibliothek verzeichnet diese Publikation in der Deutschen Nationalbibliografie; detaillierte bibliografische Daten sind im Internet über http://dnb.ddb.de abrufbar.

Der Inhalt dieses Buches wurde sorgfältig zusammengestellt und nach bestem Wissen wiedergegeben. Die Eigenschaften des SI-Wassers wurden so weitergegeben, wie sie von Herstellerseite aus dargestellt wurden. Alle Informationen dienen dem Verständnis der Zusammenhänge und können ein Leitfaden sein. Die Informationen zu den medizinischen Aspekten sind nicht automatisch für die Behandlung von bestehenden Erkrankungen geeignet. In keinem Fall ersetzen sie Rat und Hilfe des Arztes oder Heilpraktikers. Für Angaben über Dosierungen und Anwendungsformen wird von Autorin und Verlag keine Gewähr übernommen. Jede Dosierung oder Anwendung erfolgt auf eigene Verantwortung des Anwenders.
Der Verlag und die Autorin übernehmen keine Haftung für eventuelle unerwünschte Folgen, die sich durch die Anwendung der dargestellten Methoden oder Produkte ergeben. Autor und Verlag bitten alle Leser, ihnen etwaige auffallende Ungenauigkeiten mitzuteilen.

1. Auflage 2003

Druck auf chlorfrei gebleichtem Papier
ISBN: 3-88778-284-4

Inhalt

Einleitung

Liebe Leserin, lieber Leser,

wissen Sie, was Wasser ist? Ich habe geglaubt, es zu wissen, bis ich anfing, mich mit Super-ionisiertem Wasser zu beschäftigen. Seitdem sehe ich das Wasser und unseren Lebensraum in einem anderen Zusammenhang und erlebe die Thematik von Umwelt und Gesundheit sowie die großen Mysterien unseres Lebens als Einheit. Diese Erkenntnisse wurden u.a. dadurch genährt, dass die Wissenschaft, insbesondere die Physik, und die spirituelle bzw. ganzheitliche Weltanschauung beginnen, zusammen zu rücken und ein einheitliches Weltbild herauszubilden. Hier finden wir die Basis für die Erklärung des Super-ionisierten Wassers und seiner Wirkungsweise.

Es ist faszinierend zu erleben, wie eine Vielzahl von Wissenschaftlern die natürlichen Zusammenhänge und Gesetzmäßigkeiten unseres Lebensraumes entdeckt und erforscht und damit endlich auch die grundlegenden Zusammenhänge unseres Universums aufzeigt. Auf diese Weise können wir auch wieder ein Bewusstsein über unseren Ursprung, unseren Lebensraum, unsere eigene Beschaffenheit und unsere geistigen Fähigkeiten erlangen.

Durch das zunehmende Verständnis von Super-ionisiertem Wasser, der Natur und ihrer Gesetzmäßigkeiten erkennen wir die Lösungsmöglichkeiten für die von Menschen gemachten Probleme. Hinterher kann man sich dann fragen, wie es überhaupt soweit kommen konnte... Dies ist ein Phänomen. Die Lösungsmöglichkeiten sind meist schon da, wenn sie benötigt werden. Habgier, Machtstreben, Bequemlichkeit und Gedankenlosigkeit sind in unserer Gesellschaft die wirklichen „Probleme", die es zu lösen gilt. So wurde beispielsweise das Wissen um die freie Energie, um geistige Techniken, um energetische Phänomene, um umweltfreundliche Techniken und etliche natürliche Heilweisen bisher unterdrückt. Da wir allerdings nicht umhinkommen, jeden Strohhalm zu ergreifen, habe ich die Hoffnung, dass die bisherige Zeit der massiven Belastungen, der

Umwelt- und Gesundheitsprobleme sich nahtlos in eine Zeit der natürlichen Alternativen und wirklichen Lösungsmöglichkeiten wandelt, die wir genauso selbstverständlich und leicht anwenden können, wie wir bisher zur Verschmutzung der Umwelt und unseres Körpers beigetragen haben. Denn das Wasser, die Luft, die Erde und unser Körper können nicht ersetzt werden. Wir können sie nur erhalten bzw. uns und unseren Lebensraum wieder regenerieren. Und wirklich lebendig, geschweige denn gesund, sind unser Lebensraum und insbesondere unser Wasser schon lange nicht mehr... Lassen Sie uns die Möglichkeiten, die Kräfte der Natur wieder zu befreien, nutzen und damit Hilfe zur Selbsthilfe geben. Ich lade Sie ein, den Spuren des Super-ionisierten Wassers zu folgen, sein Geheimnis zu entdecken und seine Kraft für sich und Ihre Umwelt zu nutzen.

Viel Freude!

Ina Gutsch

Übersicht

Dieses Buch gliedert sich in drei Themenbereiche:

- Grundlagen und allgemeines Verständnis der Bereiche
  - Wasser und Energie
  - Gesundheit und Heilung
  - Umweltverschmutzung
- Wirkungsweise des Super-ionisierten Wassers
- Anwendung des Super-ionisierten Wassers

Die Grundlagen führen systematisch an die Thematik heran und vermitteln ein tieferes Verständnis für das Wasser. So soll der Rahmen geschaffen werden, in dem Super-ionisiertes Wasser (SIW) und seine Wirkungsweise erklärbar werden.

Die hier beschriebenen Informationen über das Super-ionisierte Wasser selbst basieren auf den Informationen des Erfinders und der Produzenten. Von vielen dieser besonderen Wirkungen konnte ich mich persönlich überzeugen. Zu speziellen Wirkungen, z.B. bei Radioaktivität, setze ich mich für entsprechende Untersuchungen ein.

Zum heutigen Zeitpunkt ist weder die genaue Herstellungsweise des Super-ionisierten Wassers bekannt, noch, ob es direkte physikalisch nachvollziehbare Besonderheiten seines Aufbaus gibt. Allem Anschein nach handelt es sich um Wasser einer hochwertigen Quelle, das physikalisch verändert wurde und ausgeprägte kristalline Molekularstrukturen besitzt. Die besonderen Eigenschaften des SIW, die im Buch dokumentiert sind, entbehren derzeit jeglicher konventionellen Erklärung. Durch dieses Buch hoffe ich, zur Erforschung des SIW beitragen zu können, damit diese Lücke geschlossen werden kann. Deshalb verstehen sich die Informationen weniger als wissenschaftliche Dokumentation, sondern als Informationsquelle für Anwender und für Forscher, die im Dienste der Umwelt weitere Untersuchungen durchführen wollen.

Die vermittelten Hintergrundinformationen basieren auf verschiedenen zum heutigen Zeitpunkt vorliegenden Erkenntnissen und Forschungen, die ich unter dem Begriff „Neue Physik“ zusammengefasst habe. Sie haben zum großen Teil noch nicht den Status des „aktuellen Standes der Wissenschaft“ bzw. befinden sich im Übergangsstadium. Wegen der vielfältigen Begrifflichkeiten und noch bestehenden Unklarheiten bezüglich der Nomenklatur bitte ich um Nachsicht, wenn in einigen Fällen die allgemeine Verständlichkeit Vorrang vor wissenschaftlich korrekten Formulierungen erhalten hat.

Auf diese Weise hoffe ich, einen Beitrag zu einem Thema leisten zu können, das ein immenses Potenzial für die Sanierung von Umwelt und Gesundheit hat, selbst wenn wir die Hintergründe noch nicht verstehen. Schließlich gibt es in der Wissenschaft noch derart viele ungeklärte Faktoren, gerade was Medizin und Naturphänomene betrifft, dass es sich im Angesicht des Zustandes unserer Umwelt und der stetig zunehmenden Umweltkatastrophen m.E. lohnt, „von hinten“ anzufangen und die Wirkung einer bewährten Methode erst nach erfolgreicher Einführung Schritt für Schritt zu erforschen.

So liegt hier ein Bereich vor uns, der vielleicht einen völlig neuen Erklärungsansatz erfordert, wie er im Rahmen einer derzeit im Wandel begriffenen Wissenschaft möglich werden kann.

Die Charakteristik des Wassers

Wasser als Basis des Lebens

Wasser ist eines der grundlegendsten und gleichzeitig geheimnisvollsten „Elemente“ unseres Lebensraumes. Biologisches Leben ist auf die Anwesenheit von Wasser angewiesen und die physische und energetische Qualität des Wassers ist maßgeblich für die Gesundheit von Lebewesen. Es zeigt sich, dass die meisten der heutigen Probleme und Belastungen von Mensch und Umwelt – physischer und energetischer Natur – auf die Qualität des uns umgebenden und in uns gespeicherten Wassers zurückgeführt werden können. Es ist das Medium, in dem sich der Zustand unseres Lebensraumes und unserer Gesellschaft zeigt. Denn Wasser hat ein Gedächtnis für stoffliche und energetische Einflüsse, die es uns so lange widerspiegelt, bis wir oder die Natur sie neutralisieren.

Super-ionisiertes Wasser kann man sich am besten als eine Urform des Wassers vorstellen, in der die Kräfte und biologisch wirksamen Eigenschaften noch in voller Ausprägung vorhanden sind. Sie sind nicht durch destruktive Einflüsse beeinträchtigt worden, so dass wir das Wasser in einer Form kennen lernen, die wir in unserer belasteten Umwelt niemals für möglich gehalten haben. Super-ionisiertes Wasser gibt Energie an seine Umgebung ab und trägt zur biophysikalischen Balance von Gewässern bei. So steht uns mit diesem Wasser ein Mittel zur Verfügung, um die selbst erschaffenen disharmonischen energetischen Strukturen zu neutralisieren, wodurch gleichzeitig eine physische Reinigung erreicht wird. Zunächst ist man geneigt, die physikalische Wirkung als die wichtigere zu betrachten. Das Super-ionisierte Wasser zeigt uns jedoch, dass seine physikalische Wirkung mit herkömmlichen wissenschaftlichen Methoden bisher nicht zu begründen ist. Denn auch Super-ionisiertes Wasser ist H_2O, das sich in erster Linie durch ausgeprägte Molekularstrukturen auszeichnet. Erst durch die Entwicklung spektroskopischer Methoden, wie z.B. der Infrarot- oder der Spinresonanzspektroskopie, beginnt man langsam, sich dem Verständnis einiger Phänomene zu nähern, von deren Existenz die meisten Physiker noch kaum

Kenntnis haben. Aber auch mit diesen Methoden können wir nur das Abbild verschiedener Vorgänge sehen, das heißt, nur ihre Wirkung, nicht ihre Ursache.

Auf der energetischen Ebene finden sich vielfache Hinweise und Besonderheiten, die für mich nur den Schluss zulassen, dass die physische Reinigung durch SIW eine Folge seiner energetischen Wirkung ist. So hat Super-ionisiertes Wasser die Kraft, sowohl unsere Natur und unsere Gesundheit als auch unser Bewusstsein auf eine neue Ebene anzuheben und in neuem Licht erscheinen zu lassen.

Wasser ist H_2O
zwei Teile Wasserstoff
ein Teil Sauerstoff.
Aber da ist noch ein Drittes,
das es zu Wasser macht.
Und niemand weiß, was es ist.

D. H. Lawrence

Die Grundstruktur

Um die Besonderheiten des Super-ionisierten Wassers zu verstehen, ist es hilfreich, sich zunächst einmal die Eigenschaften und Strukturen „normalen" (Süß-) Wassers anzuschauen, um dann vergleichen zu können. Unter „normal" können wir das Wasser verstehen, wie wir es heute kennen, als Fluss-, See- oder Leitungswasser, oder auch Wasser in seiner reinen Form, als pures H_2O. Reines Wasser kommt in der Natur allerdings nicht vor, weil immer Beimengungen zumeist mineralischer Natur oder von Gasen enthalten sind. Die Herstellung von extrem reinem Wasser ist schwierig, weil es schnell Bestandteile der Umgebung aufnimmt. So ist es nicht immer einfach, zwischen den Eigenschaften des Wassers und seiner gelösten Bestandteile zu unterscheiden. Dennoch hilft diese theoretische Betrachtung für das Grundverständnis.

Das Wasser als Substanz ist eine Verbindung aus zwei Gasen, pro Molekül aus zwei Atomen Wasserstoff und einem Atom Sauerstoff.

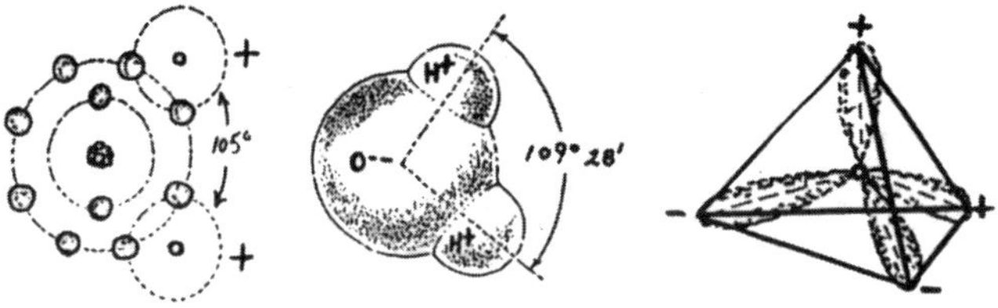

Grafische Darstellung des Wassermoleküls

Wenn sich mehrere Moleküle aneinander lagern, ist Wasser entweder fest oder flüssig, je nach Temperatur. Wenn Wassermoleküle ausschließlich einzeln vorlägen, wäre Wasser gasförmig. Die den Aggregatzuständen zugeordneten Temperaturen sind in Bezug auf vergleichbare Molekülverbindungen äußerst ungewöhnlich. Nach den physikalischen Gesetzmäßigkeiten müsste Wasser bei -100°C einfrieren bzw. schmelzen und bei -75° bis -80° C sieden bzw. kondensieren. Wir würden es dann nur als Gas kennen bzw. erfahren. Dass sich Wasser dennoch in einer Bandbreite von 0° bis +100 °C flüssig verhält, liegt an seinem Dipolcharakter (einer Ladungsverschiebung innerhalb des Moleküls) und der dadurch bedingten sog. „Wasserstoffbrückenbindung", die die Moleküle zusammenhält und am Verdampfen hindert. Im flüssigen Zustand bilden die Moleküle deshalb Ketten oder Cluster (Haufen) (1).

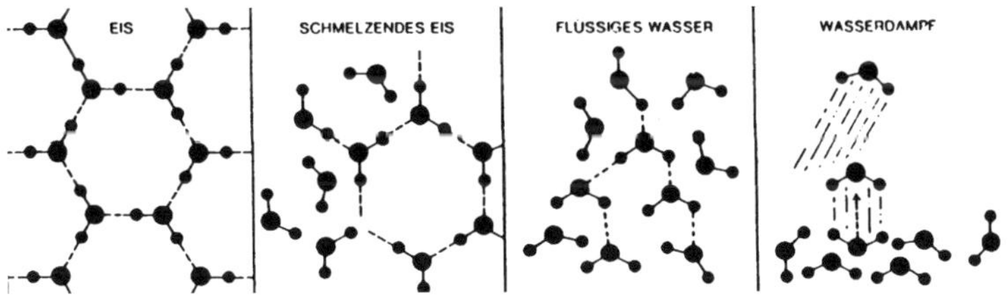

Verbindungsformen von Wassermolekülen

In fester Form, als Eis, bildet Wasser hexagonale Strukturen mit jeweils sechs Molekülen in einem Ring. Dies wird in der Form von Schneeflocken sichtbar und bei der Wasserkristallanalyse, wie sie v.a. durch Masaru Emoto bekannt wurde (2).

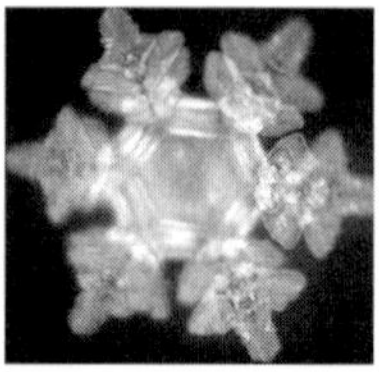

Wasserkristall von M. Emoto

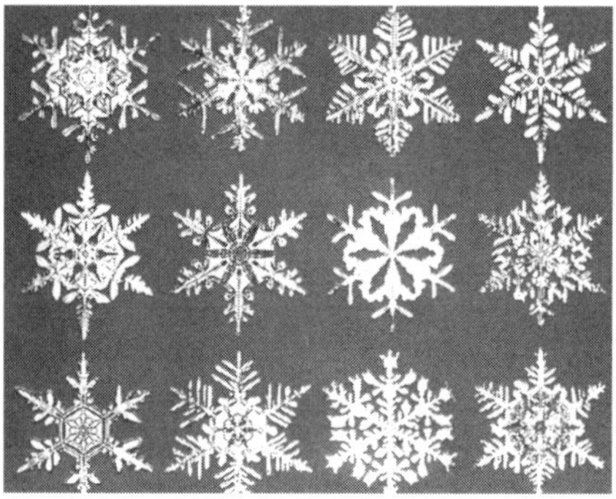

Verschiedene Muster von Schneeflocken

Auch flüssiges Wasser hat Strukturen, je geordneter, desto hochwertiger. Dabei strebt es von Natur aus auch in flüssiger Form den hexagonalen Zustand an, der allerdings nur in „unverdorbenem" Wasser möglich ist, was in der heutigen verschmutzten Umwelt kaum noch zu finden ist. Neuere Forschungen haben allerdings aufgezeigt, dass sich Wasser während seines natürlichen Kreislaufes von Verdunstung und Regen immer wieder reinigt und neu strukturiert. Es wird von den verschiedensten Einflüssen aufgeladen (siehe auch Kapitel „Das (Zell-) Wasser als Schwingungsträger"), so dass seine Struktur sich daran ausrichtet (3). Dies mag ein Hinweis darauf sein, weshalb sich auch stark belastete Flüsse oft erstaunlich schnell regenerieren, wenn die Einleitung von Verschmutzungen aufhört.

Schwingungslehre – Wellenlehre

Zwischen Schwingungen und Strukturen besteht eine direkte Beziehung: Schwingungen erzeugen geometrische Strukturen (harmonische oder disharmonische) und geometrische Strukturen erzeugen Schwingungen. Besonders deutlich wird dies, wenn man eine Platte mit Sand bestreut oder eine Schale mit Wasser füllt und diese mit Tönen beschallt. Es bilden sich wunderschöne mandalaartige (zumeist kreis- und wellenförmige) Formationen aus, die so genannten „Chladnischen Klangfiguren“. Die Wissenschaft dieser Strukturen wird als „Kymatik“ bezeichnet, geht auf Ernst Chladni (1756-1827) zurück und wurde durch den Schweizer Dr. Hans Jenny bekannt.

Auch die Schwingungen im nicht hörbaren Bereich bilden solche Strukturen. An positiven Einflüssen auf die Struktur des Wassers konnte man – neben Klängen – bisher die Wirkung von Farben, Homöopathie, Mineralien, Edelsteinen, Verwirbelung, Magnetismus und sogar von Planeten und ihren jeweiligen Konstellationen nachweisen und auch, dass diese Muster an biologische Systeme wieder abgegeben bzw. übertragen werden können. Die erforderliche Dauer der Wasserbehandlung und die Dauer der Wirkung ist jeweils unterschiedlich. Die langlebigen Cluster und Strukturen können Informationen langfristig speichern während einzelne Moleküle einen kurzfristigen Speicher darstellen (4). So hängt die Qualität einer Wasserenergetisierungsmethode sowohl von den übertragenen Frequenzen, als auch von deren Intensität und der „Lebensdauer“ der Energetisierung ab.

Nicht nur das Wasser, die gesamte Materie ist strukturiert, und auch die Energie folgt bestimmten Gesetzmäßigkeiten. Die Strukturen, denen die Energie folgt, werden vielfach als Informationsfeld bezeichnet. Die kraftvollen, lebensfördernden Strukturen bilden ausschließlich so genannte „Platonische Körper“ oder Variationen von ihnen.

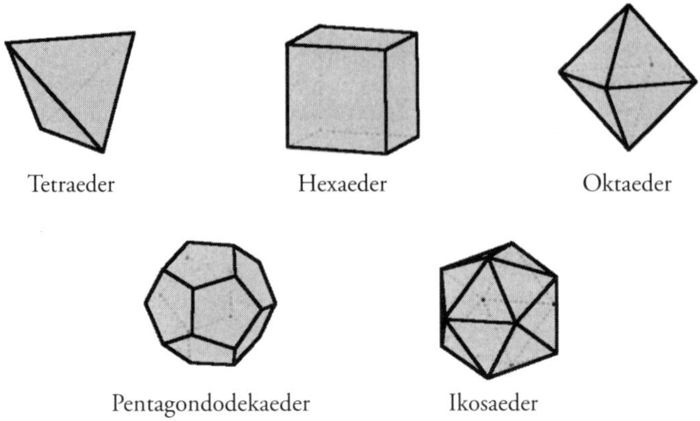

Die Moleküle disharmonischer Strukturen hingegen sind chaotisch angeordnet.

Wasser mit kristalliner Struktur

Die Struktur, also die Anordnung, die Wassermoleküle einnehmen, ist von den Kräften bzw. Frequenzen abhängig, die auf das Wasser einwirken. Je nach Einfluss bilden die Wassermoleküle dann entweder Ketten oder Cluster. In strukturiertem Wasser sind die Cluster deutlich kleiner als in unstrukturiertem. Durch die entsprechend niedrige Oberflächenspannung können sie so vom Körper und selbst von belasteten Zellen wesentlich besser aufgenommen werden. Je stärker das Wasser geordnet bzw. strukturiert ist, desto ausgeprägter sind seine Eigenschaften als so genanntes „Kristallwasser", wie es umgangssprachlich gern bezeichnet wird. Diese Bezeichnung resultiert u.a. aus der Beobachtung, dass Wasser und Quarzkristalle auffallende Ähnlichkeiten haben: beide sind beispielsweise in ihrer Molekülstruktur tetraedrisch angeordnet.

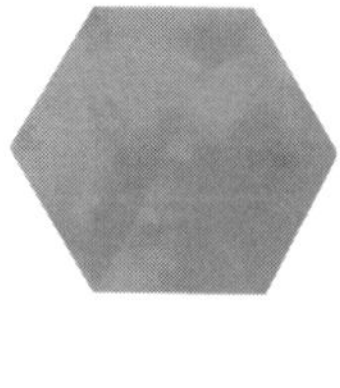

Quarzkristalle zeichnen sich auch durch eine sechsseitige bzw. sechseckige Anordnung aus. Dies ist bereits mit bloßem Auge erkennbar, wenn man eine natürlich gewachsene Kristallspitze von oben betrachtet.

Wasser und Quarzkristalle sind Stoffe, die von außen einwirkende Schwingungen (z.B. Klänge, Farben, Gedanken und Gefühle) aufnehmen und speichern können und gleichfalls in der Lage sind, diese gezielt an biologische Systeme wieder abzugeben. Wasser hat im Vergleich den Vorteil, dass es durch seine räumliche Anpassungsfähigkeit und Neutralität fast universell einsetzbar ist und sowohl feinstoffliche als auch physikalische Schwingungen in einer großen Bandbreite aufnehmen kann. Wasser mit kristallinen Strukturen befindet sich im Körper vor allem in den Zellen.

Während „normales" Wasser bei Zimmertemperatur Clustergrößen von bis zu 400 Molekülen hat, nehmen die geordneten Strukturen eines Wassers mit kristallinen Strukturen kleinere, klar umschriebene Formen an. Zwei Forschergruppen in den USA (5) ist der Nachweis gelungen, dass die Formationen, die von strukturierten Wassermolekülen gebildet werden, nicht beliebige sind, sondern ausschließlich den „Platonischen Körpern" entsprechen: Tetraeder, Hexaeder, Oktaeder, Dodekaeder oder Ikosaeder.

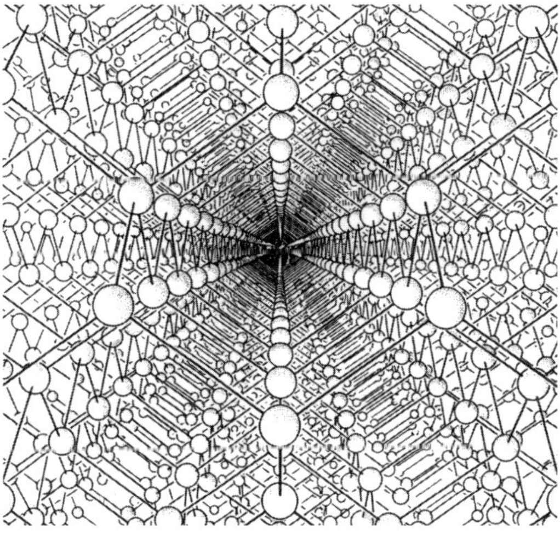

Modell eines flüssigen Wasserclusters

Die stabilste Struktur, die flüssiges Wasser annehmen kann, ist nach Patrick Flanagan der Sterntetraeder, eine Verbindung aus acht Molekülen (6).

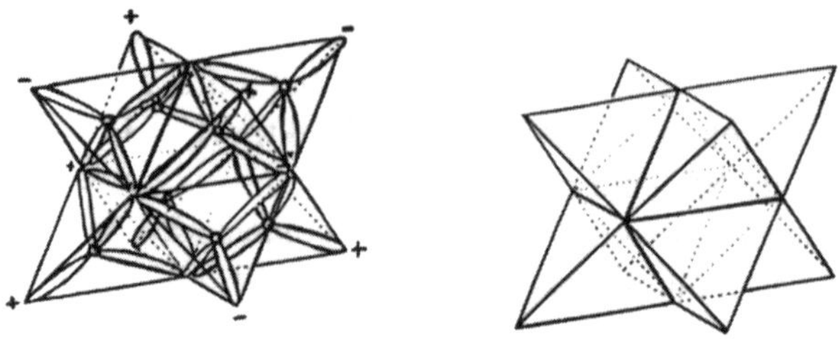

Sterntetraeder aus Wassermolekülen

Der Sterntetraeder ist u.a. identisch mit dem Molekularaufbau des Elementes Germanium und dem Siliziumdioxid (Quarz), sowie dem Energiefeld der „Merkabah“, das von einigen alternativen Forschern als ein Teil des idealen menschlichen Energiefeldes angenommen wird. Wenn man bedenkt, dass Babies mit einem noch gut strukturierten Wasseranteil von ca. 80 % Prozent zur Welt kommen, könnte hierin der Aufbau des Energiefeldes begründet liegen.

Vor allem im Zusammenwirken mit lebenden Systemen werden die Unterschiede zwischen strukturiertem und unstrukturiertem Wasser deutlich, wie z.B. die Biophotonenstrahlung von organischem Material zeigt, von dem zum Vergleich eine Probe in Leitungswasser und eine Probe in kristallin strukturiertes Wasser eingelegt wird. Unter dem Einfluss des kristallinen Wassers ist die Biophotonenstrahlung des Materials, z.B. eines Salatblattes, deutlich erhöht (7).

Struktur und Chaos

Was wir heute als Wasser kennen, also Leitungswasser, See-, Fluss- und Meerwasser, hat kaum noch harmonische Strukturen. Entsprechende Wasserkristallanalysen zeigen überwiegend einzelne verzerrte Fragmente aber kaum noch Harmonie. Diese wurde durch Verunreinigungen (z.B. durch Pestizide, industriellen Einsatz), potenziell schädliche Strahlung (z.B. Elektrosmog, Radioaktivität) oder technischen Missbrauch von Wasser (z.B. herkömmliche Wasserkraftwerke) (8) zerstört. Die Wasserstoffbrückenbindungen werden dadurch von disharmonischen Strukturen beeinflusst bzw. überlagert, das Wasser kann weniger natürliche Energie speichern.

Wenn sich diese Belastungen trotz der intensiven natürlichen Regenerationskraft des Wassers nicht vermindern, liegt das darin begründet, dass die eingebrachten Belastungen weiterhin bestehen oder sogar zunehmen. Einzelne Einträge mögen vermindert worden sein, aber die Anzahl der Fälle und die Verteilung der giftigen Substanzen nehmen ständig zu. So wird der Zustand unseres lebenswichtigen Wassers immer chaotischer und lebensfeindlicher.

Wasser mit kristalliner Struktur hat auf der Erde heute noch einen Anteil von ca. 2,8 % an der Gesamtwassermenge. Es findet sich noch in Obst und Gemüse sowie in Wasserfällen, die durch ihre hohe Energie eine starke Ordnungskraft besitzen. Da Verschmutzung die Qualität von Wasser herabsetzt und unsere Meere, Flüsse und Seen durch immensen Eintrag von Umweltgiften extrem belastet sind, besteht die berechtigte Annahme, dass in früheren Zeiten der Anteil des kristallin strukturierten Wassers wesentlich höher gewesen sein muss. Auch die Früchte leiden unter dem minderwertigen Wasser, wie z.B. eine verminderte Biophotonenstrahlung im Vergleich zu biologisch angebauten Früchten zeigt (9). Durch konsequentes Schützen und aktives Sanieren der Umwelt ist es möglich, diese natürliche Kraft wieder zu aktivieren. Wenn man die Regenerationskraft der Natur dabei mit berücksichtigt, ist allein schon der Verzicht auf die Verwendung belastender Stoffe ein großer Schritt in die richtige Richtung. Darüber hinaus steht uns heute mit Super-ionisiertem Wasser ein Medium zur Verfügung, das für die Sanierung des natürlichen Milieus eine Schlüsselrolle spielen kann: Es zersetzt belastende Substanzen in seine unschädlichen Bestandteile oder kapselt sie ab – je nach Stoff –, so dass es sowohl für die allgemeine Sanierung der Umwelt als auch für das direkte Entgiften von Abfällen eingesetzt werden kann, bevor diese Schaden anrichten können. Dazu später mehr.

Die physikalischen Eigenschaften des Wassers

Aus physikalisch-chemischer Sicht ist Wasser zunächst einmal ein Vermittler zwischen Gasen und Feststoffen. Es verhält sich neutral und passt sich perfekt seiner Umgebung an. Es hat die Fähigkeit, Stoffe zu benetzen, also einen Kontakt herzustellen oder Stoffe zu lösen. Dies ist zum Beispiel für die Verdauung wichtig, um Speisen aufweichen und zerkleinern zu können, aber auch, um Schmutz und andere unerwünschte Ablagerungen von Oberflächen zu entfernen. Je kleiner und je strukturierter die Cluster im Wasser ausgeprägt sind und je niedriger die Oberflächenspannung, desto wirkungsvoller ist das Wasser in seiner Eigenschaft als natürliches Benetzungs- und Lösungsmittel.

Reines Wasser hat eine sehr geringe Leitfähigkeit für Strom, d.h. einen hohen elektrischen Widerstand. Es befinden sich nur sehr wenige Ionen darin. Der pH-Wert (der die Konzentration der Wasserstoffionen bezeichnet) beträgt 7. Je höher nun die Anzahl der Ionen, z.B. durch Mineralien, Salze, Säuren oder Basen, desto höher die Leitfähigkeit, desto geringer der Widerstand. Dass reines Wasser selbst – ohne Zugabe von löslichen Mineralien – eine erhöhte Leitfähigkeit haben könnte, hält man für ausgeschlossen.

Dass das Super-ionisierte Wasser trotz einer hohen Leitfähigkeit einen pH-Wert von 7 besitzt, wäre nur durch die Zugabe bzw. einem sehr hohen Gehalt eines neutralen Salzes, wie z.B. Kochsalz (NaCl) zu erklären, was nicht der Fall zu sein scheint.

Super-ionisiertes Wasser

Super-ionisiertes Wasser ist ein physikalisch behandeltes Quellwasser. Es stammt aus einer noch recht reinen Quelle, die sich durch sehr weiches Wasser auszeichnet. Es hat ausgeprägte kristalline Strukturen und zeichnet sich durch spezielle Eigenschaften aus, die auch bei langer Aufbewahrung und bei Erwärmung stabil bleiben.

Super-ionisiertes Wasser soll auch in der Natur zu finden sein. Ebenso wie anderes kristallin strukturiertes Wasser soll man es noch in Wasserfällen und in einigen Obst- oder Gemüsesorten finden.

Seine besonderen Eigenschaften sind:

- der Gefrierpunkt liegt etwa bei -7 bis -8° C
- es ist neutral, d.h. sein pH-Wert ist 7
- es hat einen geringen elektrischen Widerstand bzw. eine hohe Leitfähigkeit
- es hat eine ausgeprägte kristalline Struktur
- es hat eine niedrige Oberflächenspannung
- es existiert ein ständiger Stromfluss darin

- es wirkt adstringierend, d.h. es verursacht ein leicht zusammenziehendes Gefühl im Mund
- es schmeckt leicht bitter

Entsprechend der physikalischen Gesetzmäßigkeiten kann man erkennen, dass einige Eigenschaften hier nicht zusammen zu passen scheinen.

Die Bezeichnung „Super-ionisiertes Wasser" entspricht von der Namensgebung her am ehesten seinen bisher bekannt gewordenen besonderen Eigenschaften, wenngleich wir noch nicht wissen, ob diese tatsächlich in einer Super-ionisation begründet liegen und was dies konkret bedeutet.

Durch die Abgabe von Strom, die z.B. mit einem Mikro-Amperemeter nachweisbar ist, sowie die stark erhöhte Anzahl von Ionen, hat SI-Wasser vielfältige Wirkungen, die mit normalem Wasser nicht erreicht werden können:

- es zerteilt langkettige Kohlenwasserstoffe in kurze, so dass z.B. Motoröl unschädlich wird und wieder in den Kreislauf der Natur integriert werden kann
- es verbindet Flüssigkeiten unterschiedlicher Viskosität und emulgiert Öl
- es kapselt Schwermetalle und Bakterien ab und macht sie unschädlich
- es neutralisiert belastetes Wasser (pH-Wert 7)
- es erhöht den Sauerstoffgehalt in Wasser und wässrigen Lösungen bis zu 70%
- es neutralisiert freie Radikale
- es neutralisiert Radioaktivität
- es überträgt seine Struktur auf unstrukturiertes Wasser

Hier fallen weitere Besonderheiten auf: Wie kann eine Flüssigkeit mit pH-Wert 7 (neutral) Säuren oder Basen neutralisieren? Woher nimmt das Wasser die Kraft, Kohlenwasserstoffverbindungen aufzubrechen? Wie kann eine Substanz die natürliche Zerfallszeit radioaktiver Materialien reduzieren?

Die in dieser Kombination höchst ungewöhnlichen Eigenschaften kann man relativ einfach in entsprechenden Anwendungen beobachten, soweit man ausreichend hoch konzentriertes SI-Wasser verwendet. Untersucht man das Wasser jedoch auf besondere physikalische Kennzeichen als mögliche Erklärung für diese Phänomene, wird man kaum fündig. Bisher durchgeführte Analysen lassen überwiegend keinen gravierenden Unterschied zu herkömmlichem Quellwasser erkennen.

All diese Eigenschaften gelten in dieser Form für das Super-Ionisierte Mutterwasser, das hoch konzentriert ist. In den jeweiligen Verdünnungen, wie sie in den einzelnen Mitteln vorliegen, sind diese Eigenschaften nicht in dieser Deutlichkeit vorhanden bzw. nachweisbar und z.T. auch verändert. So ist z.B. der pH-Wert der einzelnen Mittel durch Zugabe der jeweiligen Zusätze individuell.

Ayhan Doyuk, der in der Türkei geboren wurde, hat den Prototyp des Superionisierten Wassers vor über 20 Jahren entdeckt, erforscht und produziert. Er bezeichnet sich als sehr naturverbunden und hat meines Wissens nach keine wissenschaftliche Ausbildung. Er hat sich erst nach und nach die Funktion, die Wirkungsweise und die Anwendung des von ihm hergestellten SI-Wassers erarbeitet. Hierfür hat er mit verschiedenen Wissenschaftlern z.T. im eigenen Labor zusammengearbeitet.

Wie diese besonderen Merkmale nun erklärbar sind, lässt sich m.E. aus den Erkenntnissen der so genannten „Neuen Physik“ ableiten, die – im Gegensatz zur Schulphysik – auch die Aspekte der feinstofflichen Energie und der Information in ihre Untersuchung und Betrachtungsweise integriert und eine Verbindung zu altem spirituellem Wissen aufzeigt.

Die Bedeutung von Strukturen in Physik und Natur

Die „Neue Physik"

Mit der „guten alten" Schulphysik, die noch überholte Denk- und Wirklichkeitsmodelle verwendet, können die zentralen Fragen dieses Lebens nicht beantwortet werden. Wir können auf diese Weise zwar die Welt in ihren einzelnen Phänomenen beschreiben, aber nicht erklären. Wir können die einzelnen Vorgänge beobachten und bestimmte Abläufe verdeutlichen, aber ein wirkliches Verständnis für einzelne Vorgänge kann man auf dem wissenschaftlichen Weg nicht erhalten. Dies liegt u.a. daran, dass die „alte" Physik trennt bzw. differenziert und die „Neue Physik" verbindet und vereint.

Um die Ursachen oder Gründe für bestimmte Vorgänge zu verstehen, muss man die Zusammenhänge aus einer übergeordneten Perspektive betrachten, z.B. aus dem Blickwinkel von feinstofflicher oder geistiger Energie und Information. Und genau da setzt die „Neue Physik" an. Durch das Erkennen neuer Zusammenhänge aus energetischer Sicht wird vieles deutlich, was vorher verborgen war. In die „Neue Physik" lassen sich verschiedene Richtungen der Physik einordnen, wie z.B. die Quantenphysik als Wegbereiter sowie die Hypothese von den „Morphischen" und „Morphogenetischen Feldern" (10) und des „Global Scaling" (11).

Den Urgrund oder den Auslöser unserer Welt kann man zwar auch in der „Neuen Physik" meines Erachtens nicht beweisen bzw. aufzeigen, allerdings hat sie den entscheidenden Vorteil, dass sie eine Schnittstelle zu den Ansätzen der Spiritualität und der Religionen bildet. Beide Bereiche ergänzen sich hervorragend, so dass die spirituelle Welt Erklärungen für physikalische Phänomene gibt und umgekehrt. Für das umfassende Verständnis müssen wir dabei den Rahmen dessen, was unser bisheriges Weltbild ausmacht, deutlich erweitern, bzw. verfeinern. Denn die Geheimnisse scheinen nicht in den Molekularstrukturen zu liegen, sondern in dem, was sie umhüllen. Die strukturbildenden Kräfte wirken „von außen" oder – je nach Betrachtungsweise – „von innen" auf die Moleküle bzw. die Materie ein. So kommt den Kräften „innerhalb" der geometrisch strukturierten Körper vermutlich eine zentrale Bedeutung zu (12).

Zum Verständnis des Super-ionisierten Wassers werden in den folgenden Kapiteln verschiedene Rahmenbedingungen der „Neuen Physik" dargestellt, die Stück für Stück Antworten ermöglichen.

Ayhan Doyuk sagt hierzu, dass wir das wirkliche Verständnis von Super-ionisiertem Wasser nur in uns selbst finden können und spricht oft von der Bedeutung des Gefühls. Nach meinem Verständnis entspricht das genau der Entwicklung der Physik, den Fokus vom Sichtbaren auf das Unsichtbare zu lenken, dem wir uns derzeit nur über die Ebenen der Projektion und der inneren Wahrnehmung nähern können.

„Wohin und wie weit wir also blicken mögen, zwischen Religion und Naturwissenschaft finden wir nirgends einen Widerspruch, wohl aber gerade in den entscheidenden Punkten Übereinstimmung. Religion und Naturwissenschaft – sie schließen sich nicht aus, wie manche heutzutage glauben oder fürchten, sondern sie ergänzen und bedingen einander."

Max Planck

„Wir erleben gegenwärtig einen Paradigmenwechsel in den Naturwissenschaften – vielleicht den größten Wandel dieser Art aller Zeiten. Es ist das erste Mal, dass wir auf ein umfassendes Modell für mystische Erfahrungen gestoßen sind, das noch den zusätzlichen Vorteil besitzt, aus den fortgeschrittensten Ideen zeitgenössischer Physik abgeleitet zu sein."

Lawrence Beynam

„Wohl keine Entwicklung in der modernen Wissenschaft hatte das menschliche Denken nachhaltiger beeinflusst als die Geburt der Quantentheorie. Jäh wurden die Physiker eine Generation vor uns aus jahrhundertealten Denkmustern herausgerissen und fühlten sich zur Auseinandersetzung mit einer neuen Metaphysik aufgerufen. Bis zum heutigen Tage währen die Qualen, die dieser Prozess der Neuorientierung bereitete. Im Grunde genommen haben die Physiker einen schweren Verlust erlitten: sie verloren ihren Halt an der Realität."

Bryce DeWitt / Neill Graham

Das Überschreiten der bekannten Dimensionen

Im Allgemeinen nehmen wir nur drei Dimensionen wahr, plus die Zeit. Aus mathematischer Sicht ist es allerdings kein Problem, weitere Dimensionen „rechnerisch abzuleiten". Sie stehen in logischem Verhältnis zueinander. Der Physiker Burkhard Heim hat hierzu bahnbrechende Forschungsarbeit geleistet. Er postulierte insgesamt 12 Dimensionen, die jeweils spezifische Eigenarten haben und unser Leben direkt und indirekt beeinflussen sollen. Hierfür war es nötig, eine „neue Mathematik" zu entwickeln, die den Eigenarten der Dimensionen gerecht werden konnte, die so genannte „Metronenrechnung". Mit ihrer Hilfe gelang es, die Quantenzahlen und Massen von über 300 verschiedenen Bausteinen der Materie bis auf die letzte Dezimalstelle genau zu errechnen, was später durch spektroskopische Untersuchungen bestätigt werden konnte. Dies deutet darauf hin, dass wir uns für das Verständnis der Elementarteilchen in den nichtsichtbaren Bereich der Realität begeben müssen.

Heim ordnet die einzelnen Dimensionen den verschiedenen physikalischen Teilchen exakt zu. Die Photonen z.B., auf die wir noch näher zu sprechen kommen, stellen sich danach als ein Phänomen dar, das sich auf der 4., 5. und 6. Dimension abspielen soll. Wir können sie nicht direkt sehen, weil wir (noch) nicht darauf trainiert sind. Man kann sie jedoch durch verschiedene Verfahren messen.

Die Quantenphysik hat bereits bewiesen, dass Photonen und andere sog. „Schwingungsquanten" der Materie übergeordnet sind. Carlo Rubia, Nobelpreisträger 1984, hat dies folgendermaßen formuliert:

„Wir betrachten gewöhnlich nur die Materie, weil wir sie sehen und anfassen können. Viel wichtiger sind jedoch die Wechselwirkungs-Quanten, welche die Materie zusammenhalten und deren Struktur bestimmen."

Vielleicht müssen wir erst für diese höheren Dimensionen sensibilisiert werden, um sie wahrnehmen zu können. Es besteht die berechtigte Annahme, dass die Wahrnehmungen von Hellsehern und medial geübten Menschen – veranlagt dazu sind wir alle – auf dieser Fähigkeit beruhen. Dr. Wolfgang Ludwig, der sich mit den Theorien Heims intensiv auseinandergesetzt hat, sagt, dass Menschen Photonen im Allgemeinen erst ab „Haufen" von 100 Stück wahrnehmen, während ein Aurasichtiger schon eine Gruppierung von 3 Photonen sehen kann (13). Katzen sollen sie beispielsweise auch einzeln wahrnehmen können. So begegnen sich Wissenschaft und Spiritualität auch in diesem Bereich.

Das Wissen vom Ursprung

Die Frage nach unserem Ursprung und der Bedeutung unseres Hierseins ist in den allermeisten Menschen latent vorhanden und ihre Beantwortung ein natürliches Bedürfnis. Ein Kind würde nie auf die Idee kommen, seine Erlebniswelt in Physik, Biologie, Chemie, Spiritualität, Religion oder andere Sichtweisen zu unterteilen. Für Kinder gibt es nur das Erleben selbst und eine übergeordnete Betrachtungsweise, mit einer oft verblüffend einfachen Logik. Erst unsere Erziehungsmethoden lehrten uns, die Details bis in den letzten Winkel zu untersuchen und Anschauungen zu bewerten. So wurden wir systematisch von unseren Wurzeln abgeschnitten und vergaßen völlig, dass diese Urzusammenhänge den Beginn unserer menschlichen Natur und der Wissenschaft ausmachen. Nicht umsonst war die Astronomie, quasi als „Lehre unseres kosmischen Lebensraumes", die erste aller wissenschaftlichen Disziplinen!

Durch die Verbindung von Physik und Spiritualität können wir uns das Wissen und die Kraft unseres Ursprungs wieder erobern.

Wissenschaft ohne Religion ist armselig,
Religion ohne Wissenschaft ist blind.
Albert Einstein

Die Urquelle

Der Entdecker des SI-Wassers, Ayhan Doyuk, betont in seinen Vorträgen, dass Super-ionsiertes Wasser, von ihm auch „Formula" genannt, die Kraft hat, uns wieder mit der kosmischen Energie zu verbinden. Wie können wir uns das vorstellen?

Super-ionisiertes Wasser hat die Fähigkeit, ständig Energie abzugeben, ohne diese einem sichtbaren Medium zu entnehmen. Mit einem Mikro-Amperemeter kann man den Strom messen. Es hat den Anschein, dass die Elektronen in den Molekülen des Super-ionisierten Wassers auf einem höheren Niveau schwingen und die Moleküle dadurch Energie abgeben können. Da sich diese Energie nach unseren Maßstäben nur sehr langsam verbraucht, stellt sich die Frage, ob SI-Wasser eine direkte Verbindung zu einer Kraftquelle hat, die auf diese Weise für uns nutzbar wird und sich immer wieder erneuert. Es ist zu vermuten, dass diese Quelle die universelle Energie ist, die u.a. auch Äther oder Nullpunktenergie genannt wird. Das Wasser würde damit gewissermaßen als „Katalysator" diese Energie verfügbar machen.

Da wir Menschen nachweislich die Fähigkeit der Energieaufnahme haben und zu einem Großteil aus Wasser bestehen, können wir davon ausgehen, dass unser menschliches Leben erst durch Wasser ermöglicht wird.

Die allem zugrunde liegende Urkraft oder universelle Energie möchte ich nun näher erläutern. Die Grundidee ist, dass es durch alle Entwicklungs- und Lebensphasen der Lebewesen hindurch, vom Einzeller bis zum Homo Sapiens (als die einzige uns bekannte lebende menschliche Rasse) eine vorgeschaltete Intelligenz geben muss, die dem Körper bzw. der Materie die Regeln und Abläufe physischen Lebens sowie seine individuelle Form vorgibt. Dieser individuelle Anteil eines Lebewesens wird z.B. als „Blaupause", „Morphogenetisches Feld" oder „Informationsfeld" bezeichnet. Das globale bzw. kosmische Informationsfeld wird – ergänzend dazu – z.B. als „Hyperraum", „Morphisches Feld" oder ebenfalls als „Informationsfeld" bezeichnet. Nun gibt es Erkenntnisse innerhalb der „Neuen Physik", die diese Ordnungskraft identifizieren konnten und sie z.T. bereits nutzbar machen. Die bereits erwähnten Biophotonen, die vor allem von Prof. Fritz-Albert Popp erforscht wurden, sind ein Teil dieses Systems sowie die Morphischen Felder, die der Biologe Dr. Rupert Sheldrake entdeckt und erforscht hat. Auch Entdeckungen wie der „Goldene Schnitt" und die Zusammenhänge der Primzahlen konnten eindrucksvoll belegen, dass „Gott nicht würfelt, sondern rechnet". Das heißt, dass das gesamte Universum auf der Gesetzmäßigkeit und Logik von Zahlen und Formeln beruht. Eine Entdeckung der „Neuen Physik", die vor über 20 Jahren in Russland gemacht wurde, finde ich in diesem Zusammenhang besonders aufschlussreich. Sie nennt sich heute „Global Scaling", was soviel wie „kosmischer Maßstab" heißt.

Global Scaling

Die Grundlagen, auf denen Global Scaling beruht, stammen aus der intensiven Recherche umfangreicher natürlicher Daten. Global Scaling baut unser bisheriges physikalisches Weltbild weiter aus und gibt Antworten auf Fragen, die bisher nicht beantwortet werden konnten. Gleichzeitig schlägt diese Entdeckung einen Bogen zu anderen Bereichen, wie der Medizin, der Biologie und der spirituellen Weltanschauung, wie es auch den anderen Erkenntnissen der „Neuen Physik" zu Eigen ist.

Global Scaling beruht zunächst auf einer Entdeckung. 1980 hat der russische Wissenschaftler Cislenko (auch Tshislenko geschrieben) das Ergebnis einer 12-jährigen Recherche veröffentlicht: „Die Struktur der Fauna und Flora im Zusammenhang mit den Körpergrößen der Organismen." Anhand der Recherche in einer riesigen Datenbank hat er nachweisen können, dass bestimmte Körpergrößen von Pflanzen, Menschen und Tieren besonders häufig zu finden sind und andere weniger häufig. Es gibt also Größenbereiche, die von der Schöpfung bevorzugt werden. Aus der Sicht der Mathematik konnte Cislenko aufzeigen, dass die Abstände zwischen den jeweiligen bevorzugten Größenbereichen „relativ" gleich sind, wenn man sie in logarithmischem Maßstab in Beziehung setzt. Dieses Phänomen kann man aus biologischer Sicht nicht erklären.

Der deutsche Wissenschaftler Dr. Hartmut Müller baut auf dieser Erkenntnis auf und konnte die gleichen Zahlenverhältnisse u.a. auch für Atommassen und -radien sowie Größen, Bahnen, Massen und Umlaufzeiten der Planeten, Monde und Asteroiden aufzeigen. Es scheint also eine Art kosmische Schablone zu geben…

Die Urkraft als stehende Welle

Als Ursache für diese Erscheinung wurde eine „stehende Gravitationswelle" vermutet und erforscht, die zusammen mit vielen weiteren Oberwellen in hyperbolisch-logarithmischen Abständen das gesamte Universum durchdringt und erfüllt. Zusammen werden sie auch „globales Hintergrundfeld" genannt. Dieses „Hintergrundfeld" erfüllt alle Voraussetzungen, um als die kosmische Urkraft oder Schöpferkraft angesehen werden zu können und zeigt deutliche Parallelen zu den Aspekten anderer Erklärungsansätze des kosmischen Informationsfeldes, wie z.B. der Morphischen Felder. Von diesen Wellen ausgehend hat sich anscheinend alles geformt, weshalb die Größenverhältnisse der Schöpfung, also der Natur, den Strukturen dieser Ausgangsenergie entsprechen. Dort, wo die Wellen ihre größten Auslenkungen (Schwingungsbäuche) haben, finden sich weniger Materieteilchen, sie werden gewissermaßen verdrängt. An den Knotenpunkten, wo keine Auslenkung existiert, sammeln sich die Materieteilchen und bilden zueinander bestimmte Größenverhältnisse aus. An der folgenden Skala kann man erkennen, wie alle Teile der Schöpfung sich gleichmäßig zueinander verteilen, was sowohl für ihre Größen, als auch für ihre Massen (das Gewicht) und die Frequenzen gilt. Die logarithmischen Abstände zwischen Wellenbergen und -tälern sind grundsätzlich immer exakt gleich. Man erkennt, dass nicht alle Teilabschnitte besetzt sind, aber alle großen und kleinen „Objekte", die auf der Achse eingetragen sind, sich ausschließlich in den Knotenpunkten, den so genannten „Attraktoren" befinden (14). So können wir in der Natur beobachten, wie sich die Grundmuster überall wiederholen: Spiralen, Anordnungen von (Blüten-)Blättern, Größenverhältnisse von Körperteilen. Immer wieder kann man die Naturerscheinungen auf einige wenige Grundmuster zurückführen. Dass selbst die Maße der ägyptischen Pyramiden diesen kosmischen Zahlenreihen entsprechen, hat mich nicht mehr verwundert. Die Pyramiden sind ein Abbild kosmischer Gesetzmäßigkeiten! Die Hintergrundwellen sind weit mehr als nur ein Naturphänomen. Sie können technisch genutzt werden und bieten eine Möglichkeit, die künstlich erzeugten, Elektrosmog verursachenden Wellen unseres Alltages durch Nutzung natürlicher Wellenprozesse zu ersetzen.

Zu Demonstrationszwecken wurde ein Telefonat von Bad Tölz nach Sankt Petersburg allein auf einer dieser Hintergrundwellen geführt. Beide Telefonpartner hatten jeweils ein Mikrofon und einen Lautsprecher, die mittels eines „gravielektrischen Energiewandlers" eine Verbindung zur stehenden Hintergrundwelle aufgebaut haben. Die Übertragung fand ohne hörbare Zeitverzögerungen statt. Bei der Übertragung mittels Gravitationswellen wird die Energie nicht wie bisher üblich ausgestrahlt, sondern auf das überall vorhandene Hintergrundfeld aufmoduliert. Deshalb kommt die Informationstechnik mit Gravitationswellen mit einem Bruchteil der herkömmlich nötigen Energiemenge aus. So zeigt sich, dass die Natur meist die besseren Techniken hat. Wir brauchen nichts zu erfinden, nur zu entdecken.

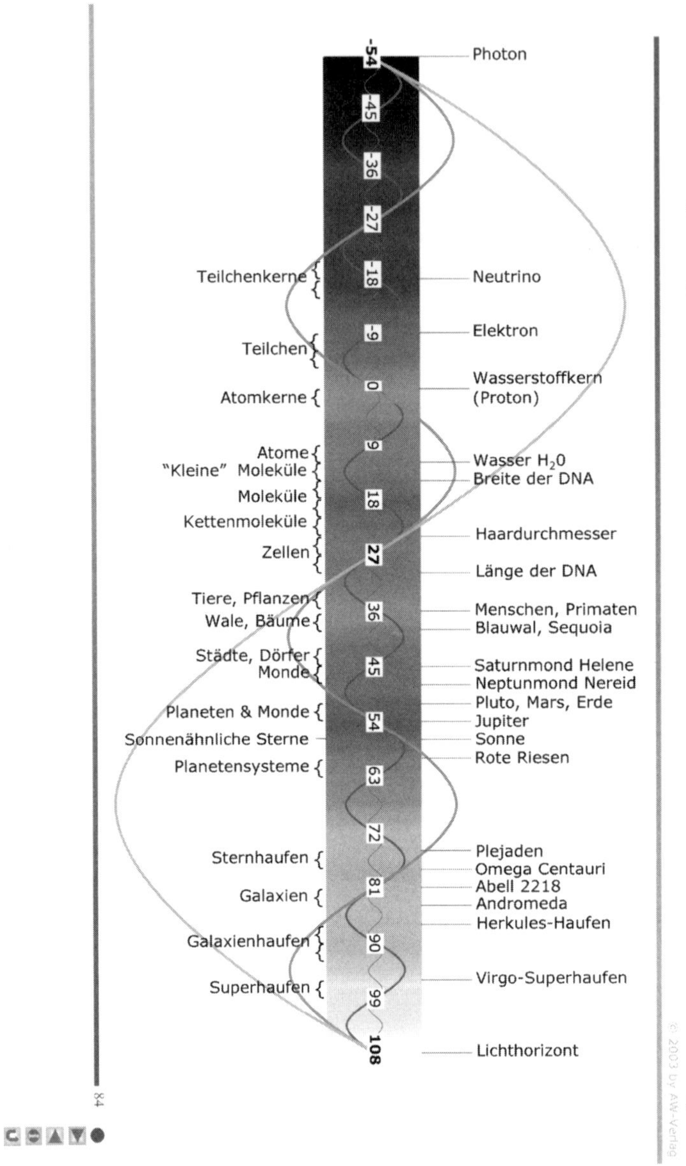

Verteilung von natürlichen Größenverhältnissen nach der Global Scaling-Theorie

Diejenigen, die der Evolutionstheorie anhängen, müssen ehrlicherweise zugestehen, dass eine Natur, die nach dem Prinzip „Versuch und Irrtum“ handelt, eigentlich mehr Irrtümer hervorbringen müsste, als zu beobachten sind. Tatsächlich aber passt im Universum alles zueinander. Die Planeten halten ihre Bahnen, die Sonne tauscht kontinuierlich Energie mit dem Hintergrundfeld aus, der Stoffwechsel läuft unablässig in unserem Körper ab; das Wachstum von Mensch, Tier und Pflanze erfolgt immer nach den gleichen Prinzipien. Allein bei der viel postulierten Erkenntnis: „Das Stabilere setzt sich durch“, kann nicht die Tatsache bestritten werden, dass dies bereits ein intelligenter Vorgang ist. Das Universum ist ein „intelligentes“ und hoch vernetztes Zusammenspiel verschiedener Komponenten, wogegen sich die Fähigkeiten undErrungenschaften unserer „intelligenten“ Menschheit regelrecht dilettantisch ausnehmen.

Wenn Super-ionisiertes Wasser nun die Eigenschaft haben soll, uns wieder mit diesen Gravitationswellen zu verbinden, wäre eine Erklärungsmöglichkeit die, dass es selbst zumindest in einer dieser Gravitationswellen schwingen müsste. Damit fände ein harmonisierendes Einschwingen des Körpers oder der Natur statt, wodurch wieder eine Resonanz mit der stehenden Hintergrundwelle entstehen würde. Dies könnte auch auf einem weiteren Weg erreicht werden. Indem das Wasser unnatürliche Schwingungen neutralisiert, wären Mensch bzw. Natur für die natürlichen prägenden Schwingungen wieder ausreichend empfänglich.

Der Kosmos in uns

Im Rahmen des Global Scaling konnte bewiesen werden, dass zellbiologische Vorgänge im Körper innerhalb von Frequenzbereichen stattfinden, die eine Resonanz mit der stehenden Welle, dem Hintergrundfeld, bilden. Siehe auch Kapitel „Global Scaling“.

Das im Körper vorhandene Wasser, insbesondere das Zellwasser, koppelt sich dabei an das Hintergrundfeld an und stellt hierüber Kontakt zum physischen und energetischen Bauplan her, der dann von den Zellen umgesetzt wird. Dies konnte auch für viele andere natürliche Frequenzen unseres Lebensraumes aufgezeigt werden. Wasser stellt demnach das Bindeglied zwischen unserem physischen Körper und den ihm zu Grunde liegenden Gesetzmäßigkeiten dar, der geistigen oder göttlichen Kraft.

Komplexe biologische Strukturen

Die Gesetzmäßigkeiten der Natur basieren auf einigen wenigen Grundmustern, die sich aus den Wellen des globalen Hintergrundfeldes ableiten. Eines der ganz grundlegenden Muster ist die Spirale. Sie findet sich nicht nur in der Symbolik der alten Kulturen, sondern kann überall in der Natur beobachtet werden. So findet man die spiralförmige Bewegung sichtbar z.B. in Schneckengehäusen, wachsenden Farnen, Zapfen von Nadelbäumen, Sonnenblumen, Wasserwirbeln, DNS-Molekülen, Hoch- und Tiefdruckgebieten, Wirbelstürmen, Planetenlaufbahnen und Sternennebeln. Viele Wissenschaftler haben diese Zusammenhänge erkannt und erforscht, einer der bekanntesten war Viktor Schauberger.

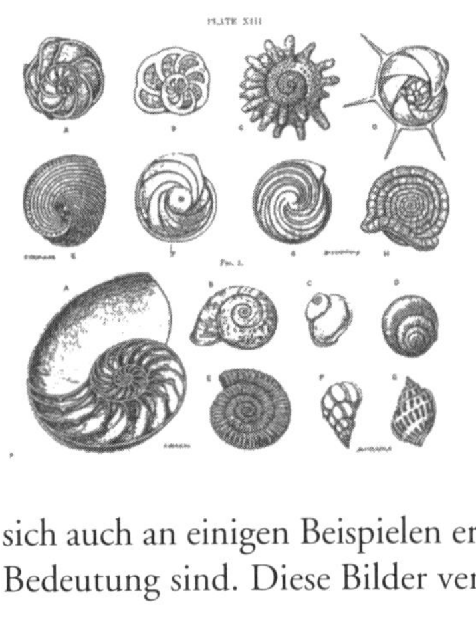

Wie stark die Natur strukturiert ist und wie sich die Muster immer wieder gleichen, lässt sich auch an einigen Beispielen ersehen, die für uns Menschen von besonderer Bedeutung sind. Diese Bilder verdeutlichen, wie sehr sich die Natur bzw. ihr

Wachstum an den gegebenen energetischen Strukturen ausrichtet. Die alte Weisheit „Energie formt die Materie“ lässt sich hieran besonders gut nachvollziehen.

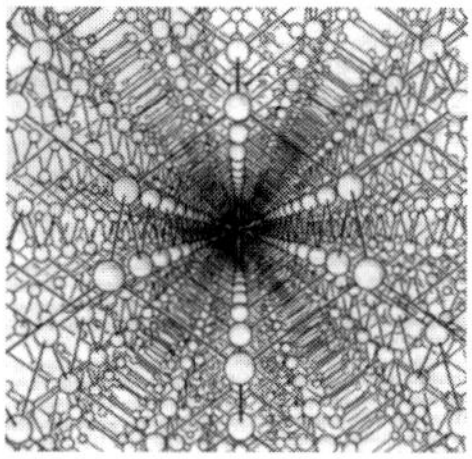
Modell eines Wasserclusters

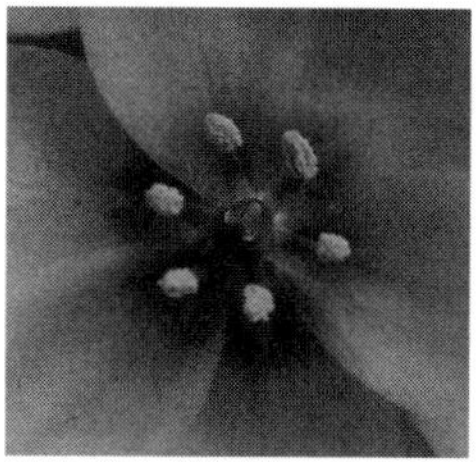
Blüte

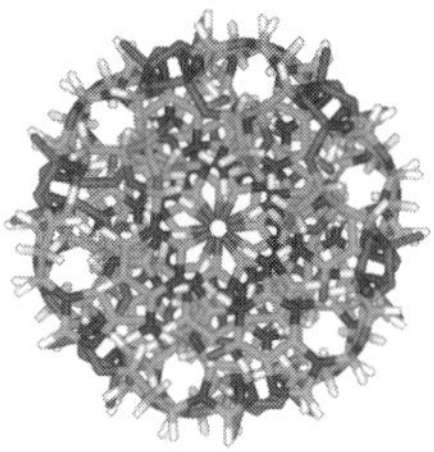
DNS von oben

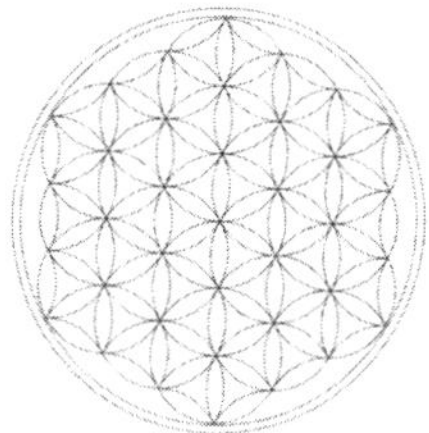
Ursymbol „Blume des Lebens“

Der Mensch als strukturiertes Wesen

Neben dem Wasser sind u.a. auch Silikat-, Phosphat-, Sulfat-, Calciumcarbonat-, Magnesiumcarbonat-, Ammonium- sowie Kohlenstoffmoleküle in ihrer einfachsten Form tetraedrisch angeordnet. Die meisten von ihnen haben einen großen Anteil im menschlichen und tierischen Körper.

Es finden sich immer mehr Beispiele dafür, dass der gesamte Körper des Menschen, der Tiere, Pflanzen sowie die Mineralien stark strukturiert sind, was sowohl das enthaltene Wasser als auch die Substanzen und Verbindungen betrifft, aus denen sie bestehen. Auf diese Weise sind die Grundsubstanzen des Lebens kompatibel zueinander.

Die Blume des Lebens

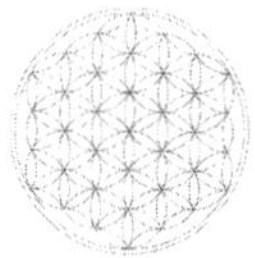

Im Osirion-Tempel in Abydos, Ägypten, wurde auf einer Säule ein Symbol gefunden, das wir heute „die Blume des Lebens" nennen (15). Es hat sich herausgestellt, dass es einen Code enthält, der die Grundzusammenhänge unseres Lebens aufzeigt. So können beispielsweise alle Platonischen Körper durch einfaches Verbinden der entsprechenden Ringe bzw. „Kugeln" abgeleitet werden. Auch der Aufbau der Aminosäuren, aus denen unsere DNS zusammengesetzt ist, kann in seinen Proportionen, Winkeln und Längen genau auf die „Blume des Lebens" übertragen werden, sowie die Zellteilung eines Lebewesens und das universelle Verhältnis des so genannten „Goldenen Schnittes". Das ist ein Zahlenverhältnis, das ebenfalls als Grundlage der natürlichen Strukturbildung dient. Die entsprechende Formel heißt a:b=b:(a+b), siehe auch (16), (17).

Der Sitz des menschlichen Gedächtnisses und seine Informationsübertragung

Das Gedächtnis wird zumeist mit der Funktion der Nervenzellen und der Hirnsubstanz assoziiert. Diese speichern allerdings keine Informationen, sie sind lediglich fürs Leiten und Verarbeiten zuständig. Die Wissenschaft konnte bisher keinen Ort eindeutig als Sitz des Gedächtnisses identifizieren und hält unsere Gedächtnisfunktion für ein chemisches Prinzip.

Das Gehirn hat mit 70% den größten Wasseranteil aller Organe. Auf der Speicherfähigkeit dieses Wassers beruht vermutlich der physische Teil unseres Gedächtnisses bzw. ein Teil seines Übertragungssystems. Dazu kommt ein zweiter wesentlicher Aspekt: Nach den Ausführungen von Drunvalo Melchizedek werden unsere Baupläne, Informationen und Erinnerungen im uns umgebenden Energiefeld gespeichert, das er „Merkabah" nennt. Das Zellwasser können wir uns dementsprechend als physikalischen Kurzzeitspeicher vorstellen, der die energetischen Informationen abrufen und an den übrigen Körper aussenden kann. Die Übertragung innerhalb des Körpers findet u.a. durch Biophotonen statt (18). Das ist eine ultraschwache Lichtstrahlung, die u.a. von Lebewesen und ihren Bestandteilen sowie von Wasser ausgehen und die chemischen Abläufe unseres Körpers steuern.

Der Aufbau unseres Körpers und des Energiefeldes ermöglicht auch einen Informationsfluss in die entgegengesetzte Richtung. Das heißt, dass wir Menschen Informationen nicht nur abrufen, sondern auch in das Energiefeld hineingeben. Auf diese Weise stehen wir in ständigem Austausch und einer Wechselwirkung mit dem Universum. Die meisten Menschen nehmen diese Vorgänge nicht wahr. Wer allerdings sein Bewusstsein schärft, kann diesen Informationsfluss für sich nutzen. Der Bestseller „Bestellungen beim Universum" von Bärbel Mohr (19) beschreibt, wie wir unsere Wünsche materialisieren können und gibt damit einen Einblick in einen Teil der Möglichkeiten, die uns hier zur Verfügung stehen.

Erbsubstanz und Blaupause

Nach neueren Erkenntnissen können wir davon ausgehen, dass unsere DNS, die stark vereinfachend „Erbsubstanz" genannt wird, lediglich als Antenne wirkt und inmitten des kristallinen Zellwassers eine ständige Empfangsstation für feinstoffliche kosmische Impulse und Lichtquanten (Biophotonen) ist, die sie dann in das Wasser eingibt. Dieser Ansatz passt auch zu der Erkenntnis, dass z.B. die genetischen Strukturen des Menschen und des Schimpansen zu 99,4 % identisch sind. Die physischen Unterschiede machen aber für jeden sichtbar – weit mehr als nur 0,6% aus. So ist zwar die „Empfangsstation" DNS von Mensch und Schimpanse anscheinend fast identisch, aber das empfangene Programm, die Information, unterscheidet sich. David Lapierre und Peggy P. Dubro (20) beschreiben die Funktion der DNS basierend auf den Erkenntnissen von Popp dahingehend, dass die Doppelhelix (DNS Doppelspirale) als Antenne dient, über die Licht und elektromagnetische Schwingung empfangen und ausgestrahlt wird. Die ausgesendeten Photonen sind kohärent, gerichtet, was auf eine gleich zeitige Übertragung von Information hindeutet.

„Die Biophotonenemission überträgt die kodierten Muster, die benötigt werden, um dem physiologischen Zustand lebender Organismen Veränderungen mitzuteilen. Licht wird innerhalb der DNS Helix als Energiequelle gespeichert. Die Zellen kommunizieren über Lichtemissionen bestimmter Frequenzen."

So bezeichnen die beiden Autoren die DNS als „photoaktiv" und schreiben diese Eigenschaft auch anderen Teilen bzw. Substanzen des Körpers zu: dem Lichtrezeptor in der Retina des Auges, dem Flavinmolekül und der Hämmolekülfamilie, aus der der rote Blutfarbstoff (Hämoglobin) entsteht, sowie das Melanin, das Karotin und verschiedene Metallenzyme.

Das, was wir Krankheiten, genetische Defekte oder Alterung nennen, kann aus diesem Blickwinkel eine beeinträchtigte DNS sein, die die steuernden bzw. strukturierenden Informationen aus der energetischen „Blaupause" nicht mehr vollständig aufnehmen kann. Dadurch werden die Basisinformationen im Zellwasser auf Dauer von fremden Impulsen überlagert und können dem Körper nicht mehr hinreichend übermittelt werden.

Wenn gesundheitliche Beeinträchtigungen oder Krankheiten entstehen, die nicht von Geburt an sichtbar waren, gehen sie meist auf selbst erworbene Einflüsse bzw. Belastungen zurück. Selbst dann, wenn wir von Vererbung sprechen, wird die Krankheit erst durch die eigene Lebensweise ausgelöst, soweit sie nicht bereits bei der Geburt sichtbar war. Und viel häufiger als Defekte im Erbgut erben wir ein minderwertiges Körper- bzw. kristallines Zellwasser sowie stoffliche Belastungen, so dass die Grenzen der Belastbarkeit von Generation zu Generation früher erreicht werden.

Das (Zell-)Wasser als Schwingungsträger

Nach Sabine Normann-Schmidt und Dr. Avraham-Karltheodor Schmidt sind im Wassersystem alle für den lebenden Organismus erforderlichen Informationen enthalten. Auch der Wiener Arzt Dr. Resch und der Physiochemiker Prof. V. Gutmann behaupten:

„Wasser hat in der im Körper vorliegenden Form größtes Aufnahmevermögen für Informationen, höchstes Prägungsvermögen und ausreichendes Vermögen zur Informationsbewahrung. [...] Im Wasser kann die Fülle der Gesamtorganisation bewahrt werden. Ebenso wie jede Fremdorganisation den Organismus nur über das Wasser erreichen kann, ist auch ihre Integration in den Organismus oder ihre Zurückweisung nur über das Wasser möglich."

Popp bezeichnet Wasser entsprechend als einen „Breitbandoszillator". Ein Oszillator ist ein Generator zur Erzeugung von sinusförmigen Schwingungen.

Für die menschliche Zelle nahm Popp bereits 1976 die Funktion eines Hohlraumresonators an, der eine Resonanz mit den relevanten Schwingungen seiner Umgebung eingeht. So scheinen die Zellen und das in ihnen gespeicherte Wasser der Schlüssel für die Aufnahme des Körpers von Schwingungen zu sein. All diese Informationen deuten darauf hin, dass eine weitere Aufgabe des Wassers darin zu bestehen scheint, uns das erforderliche Spektrum natürlicher steuernder Frequenzen zu übermitteln. Denn Wasser ist das einzige Medium, das derart viele verschiedene Frequenzen speichern kann, physikalischer und feinstofflicher Natur, bzw. hoch- und niederfrequenter Wellen. Deshalb wirkt reines energetisches Wasser auf die Menschen seit jeher als erfrischender Jungbrunnen und Heilmittel, und vermutlich liegt auch die Wirkung einiger Heilwässer hierin begründet.

So finden wir im Wasser die verschiedensten Frequenzen, z.B. von Mineralien oder Farben, aber auch Photonen (Lichtquanten), die den Körper mit Energie versorgen. In einem Lichtstrahl sollen Photonen elektromagnetisch geordnet sein und ein hexagonales Muster um ein zentrales Photon bilden. Licht und Wasser sind wiederum durch vielfältige Rückkopplungen miteinander verbunden, worin die Begründung liegen könnte, dass sich auch die Strukturen des Wassers zumeist hexagonal anordnen (21). Das Wasser nimmt diese Frequenzen größtenteils beim Durchtritt durch die Atmosphäre und während seines Aufenthaltes in den Erd- und Gesteinsschichten der Erde auf. Es spielt dann als Speicher- und Übertragungsmedium im menschlichen Körper eine entscheidende Rolle (22).

Überlagerung biologischer Frequenzen

Bei mechanischer oder chemischer Behandlung wird die Struktur des Wassers derart beeinträchtigt, dass sie als regelrecht chaotisch, destruktiv und Energie verzehrend bezeichnet werden muss. Die Schwingungen sind dann nicht mehr harmonisch. Durch solche Einflüsse verbrauchen das Wasser und die in ihm gelösten Schadstoffe Energie aus ihrer Umgebung, anstatt selbst welche abzugeben. Das gilt sowohl für die Natur als auch für Menschen, die mit diesem Wasser in Kontakt kommen. Wenn die Überlagerung durch Störfrequenzen überhandnimmt, können die steuernden biologischen Funktionen nicht mehr ausreichend erhalten werden. Ein Hinweis darauf ist wiederum bei Popp zu finden: die Intensität der Abgabe von Biophotonen durch Keime (Sprossen) hängt direkt von der Qualität des verwendeten Wassers ab (23).

Je unnatürlicher die Umgebung ist, in der wir leben, z.B. in der Großstadt, desto wichtiger ist die Funktion des natürlichen Wassers als Lieferant lebensnotwendiger biologischer Signale und desto schwieriger ist es gleichzeitig, solches Wasser zu bekommen. Denn durch zunehmenden Einsatz von giftigen Substanzen hat die Qualität des natürlichen Wassers immer weiter abgenommen. Vor rund 150-200 Jahren begann mit dem Aufkommen der industriellen Revolution und der Erdölindustrie die direkte Verschmutzung der Natur durch die Verarbeitung giftiger Substanzen bzw. das Einleiten giftiger Abfälle in die Umwelt, wie z.B. Erdölderivate und Schwermetalle. „Normales" Wasser, wie wir es heute in unseren Flüssen, Seen, Meeren und Wasserleitungen kennen, hat nach Schätzung von Ayhan Doyuk nicht einmal mehr 5% der ursprünglichen Energie. Kein Wunder, dass es uns Menschen zunehmend an Energie mangelt, was durch weitere Belastungen im Laufe des Lebens noch weiter verstärkt wird.

Krankheit und so genannte Alterungsprozesse sind demnach ein Sich-Entfernen von der Urenergie und ihrer Ordnung. Die Überlagerung des harmonischen Gesundheitszustandes mit disharmonischen Einflüssen und ihren Schwingungen führt zu disharmonischen Strukturen und entsprechenden Symptomen. Diese Symptome entsprechen entweder dem Versuch, die vorherige Ordnung wieder herzustellen (= Selbstheilung bzw. Heilreaktion) oder aber einer dauerhaften Einschränkung körperlicher Funktionen, wodurch es zu echten „Schäden" kommen kann. Wenn wir jedoch wieder eine saubere und energiereiche Umwelt und einen sauberen und energiereichen Körper erschaffen, können die Selbstregulation und die Selbstheilung des Körpers wieder in Kraft treten.

Wenn die Grundvoraussetzungen nicht stimmen,
kann die beste Medizin nichts erreichen!
Wenn allerdings die Grundvoraussetzungen gegeben sind,
braucht man kaum noch Medizin!
Ina Gutsch

Global Scaling im Alltag

Was bedeuten die natürlichen Strukturen für uns im Alltag? Wie können wir uns dieses Wissen zunutze machen? Wir können es folgendermaßen zusammenfassen:

Je naturbelassener bzw. harmonischer die Dinge sind, die wir uns im Laufe eines Lebens zuführen – z.B. Nahrung und Getränke, Gedanken und Erlebnisse – umso besser werden wir unsere energetische Blaupause aufrechterhalten können und uns Gesundheit und Zufriedenheit bewahren. Unsere Empfangsantenne, die DNS und das Übertragungsmedium, das kristalline Zellwasser, erhalten auf diese Weise ihre Funktion und können unseren Bauplan bis ins hohe Alter hinein optimal umsetzen.

Wenn wir uns hingegen mit ungesunder Ernährung, Giften, Stress, negativen Gedanken und Gefühlen beladen, wird die Verbindung zu unserem Ursprung und zur „stehenden Hintergrundwelle" immer mehr getrübt und kann sich letztendlich nicht mehr gegen die Flut disharmonischer Eindrücke und Einflüsse wehren. Wir verlieren den Kontakt zu unserer natürlichen Führung bzw. Steuerung.

Durch die Änderung der vorherrschenden Frequenzen ändert sich auch das Milieu im Körper, wodurch sich die pH-Werte und die Besiedelung der Mikroorganismen ungünstig verschieben. So konnte man z.B. feststellen, dass Menschen, die von der natürlichen kosmischen Strahlung abgeschirmt wurden, krank wurden. Dies gilt auch für Menschen, die keinen Kontakt zum Sonnenlicht haben, das ebenfalls durch seine Energie an der Steuerung menschlichen Lebens beteiligt ist.

So sollte eine unserer wichtigsten Aufgaben darin bestehen, den Kontakt zu den uns steuernden Frequenzen aufrechtzuerhalten, indem wir unser Körperwasser sauber halten oder bei Bedarf reinigen sowie schädliche Einflüsse reduzieren. Je mehr wir uns aktiv stärken, umso weniger brauchen wir dabei den Einfluss der sog. schädlichen Aspekte zu fürchten, denn ein stabiler, energiereicher Körper hat vielfältige Regulationsmechanismen. Auf diese Weise kann man ein genussreiches und gesundes Leben führen.

Selbstregulation

Die disharmonischen Eindrücke und Einflüsse des Lebens kann der Körper in einem hohen Maß neutralisieren. Dies nennen wir – bezogen auf unsere Gesundheit – Selbstregulation oder auch Selbstheilung. In Bezug auf unsere energetischen Anteile sowie unsere Gedanken und Gefühle haben wir noch kein Wort für diese Regulation. Man kann es sich als Beruhigung aufgewühlter Wellen oder Lösen energetischer Knoten vorstellen. Wenn die äußeren disharmonischen Eindrücke und Einflüsse allerdings dauerhaft bestehen und überhand nehmen, vermindert sich die Fähigkeit des Körpers zur Regulation. Entweder man wird körperlich krank oder depressiv.

Hierbei darf man Krankheit nicht mit Reinigungsreaktionen oder Entwicklungsschüben verwechseln. Jeder Schnupfen, Husten oder selbst eine Entzündung ist zunächst mal ein intensiver Reinigungsvorgang, der entsteht, wenn der Körper lokal mit der physiologischen Neutralisierung oder Ausscheidung der Belastungen nicht mehr zurecht kommt. Auf ganzkörperlicher Ebene können sich solche Einschränkungen noch drastischer auswirken.

Man stelle sich vor, dass der Körper normalerweise 75% seiner Energie für seine täglichen Aufgaben braucht. So hat er 25% für zusätzliche Aufgaben frei. Dies können sein: zusätzliche Entschlackung und Entgiftung, z.B. bei Stress oder bei Rauchern oder auch eine Veränderung der Großwetterlage, wodurch sich der Körper auf einen veränderten Luftdruck einstellen muss. Jede zusätzliche Aktion wird systematisch vom Körper abgearbeitet. Wenn nun aber Dauerbelastungen bestehen, die bereits die freien 25% mitbelegen, bringt jeder zusätzliche Reiz das System an die Grenze seiner Kapazität. Um dem Ausnahmezustand gerecht zu werden, verzichtet der Körper auf einen Teil seiner notwendigen Aufgaben. Hier kann es dann zu Symptomen oder Beschwerden kommen, weil die Selbstregulation einen Teil der Körperfunktionen nicht mehr ausreichend steuern kann. Wenn dies zum Dauerzustand wird, kann es zu manifestierten Krankheiten kommen, d.h. zu geschädigten Organen. Vielfach kommt dazu, dass von Anfang an bereits die theoretische Leistungskapazität des Körpers vermindert ist, weil ein Wassermangel im Körper besteht. Als Transportmedium ist Wasser lebensnotwendig. Wenn es fehlt, weil man z.B. lieber Kaffee oder Limonade trinkt, sind die Grenzen der Selbstreinigung viel eher erreicht, als wenn man ausreichend stilles, sauberes, energiereiches Wasser trinkt.

Wenn das Körperwasser verdickt oder stark vergiftet ist, ist eine Heilung viel schwieriger. Es muß vieles verändert werden, um den Urzustand wieder halbwegs herstellen zu können, und man sollte einige Phasen des Unwohlseins in Kauf nehmen, während sich die Selbstregulation wieder einpendelt. Es ist dann

– neben dem Wasser – vor allem eine Frage der Energie, in wieweit man die Heilung des Körpers konkret anregen kann.

Ausgehend von der eingeschränkten Selbstregulation des Körpers gibt es drei Reaktionstypen:

Typ A reagiert tendenziell mit Starre, bzw. Stillstand, man könnte es auch Reaktionsverweigerung des Körpers nennen. Typische Erkrankungen dieses Typs sind Arteriosklerose, Bluthochdruck, Herzinfarkt und Schlaganfall.

Typ B reagiert mit Chaos, einem Reaktionszwang. Typische Erkrankungen dieses Typs sind Erschöpfung, Allergie, Krebs.

Typ C wechselt zwischen A und B hin und her.

Alle drei Varianten sind extreme Abweichungen vom normalen Grad der Selbstregulation und bedürfen der Harmonisierung. Hier ist es unbedingt wichtig, die Grundvoraussetzungen für Gesundheit und reibungslosen Stoffwechsel sicherzustellen:

- sauberes und energiereiches Trinkwasser
- gesunde Ernährung
- regelmäßige Bewegung an frischer Luft
- Licht und Sonne tanken – in ausgewogenem Maß
- seelisches Gleichgewicht
- positive, aufbauende Gedanken
- Anstrengung und Erholung im richtigen Rhythmus und in angemessener Intensität

Das Trinken von Super-ionisiertem Wasser im Sinne einer Nahrungsergänzung kann einen großen Beitrag zu diesen Voraussetzungen leisten. Ergänzend kann man dann, bei Bedarf, mit naturheilkundlichen Präparaten und mentalen bzw. psychischen Methoden die Heilung unterstützen.

Wasser in Körper und Natur

Die Bedeutung der Trinkwasserzufuhr

Das Trinken von Wasser ist lebensnotwendig. Es ersetzt verbrauchtes Wasser, das vom Körper durch Urin, Stuhlgang, Atem und Schweiß ausgeschieden wurde. Es sollte durch hochwertiges, reines und energiereiches Wasser ersetzt werden, damit es seine Funktion im Körper optimal erfüllen kann. Je schlechter das aufgenommene Wasser ist, umso mehr Arbeit muss der Stoffwechsel leisten, es zu reinigen und neu zu strukturieren. Da hierfür viel Nährstoffe und Energie benötigt werden, führt die dauerhafte Zufuhr belasteten, energiearmen Wassers zu einer drastischen Verminderung der Nährstoffvorräte und der Energie und damit auch zu eingeschränkter körperlicher Lebensqualität und einer Beeinträchtigung der Selbstheilungskräfte. Dass mit zunehmendem Alter Beschwerden und Erkrankungen zunehmen ist keine Frage des Lebensalters (der Quantität), sondern allein der Qualität des Lebens und des Grades schädlicher Belastungen.

Körperwasser und Gesundheit

Die Gesundheit und die Heilkräfte des Körpers lassen sich schon allein über den Zustand des Körperwassers definieren. Denn für alle Einheiten des Körpers, die an der Regulation der Gesundheit und des Wohlbefindens beteiligt sind, ist das Wasser von zentraler Bedeutung: die Organe und das Bindegewebe bestehen zum größten Teil aus Wasser, es ist das Transportmedium für Nähr-, Abfall- und Botenstoffe, es ist zentral an der Regulation der Körpertemperatur und anderer Regulationsmechanismen beteiligt. Darüber hinaus ist der Körper auf den ständigen Kontakt des kristallinen Zellwassers mit der kosmischen Hintergrundwelle angewiesen, um gesund zu bleiben. Je besser die Qualität des Zellwassers, desto besser unser körperlicher Zustand.

Körper und Natur degenerieren

Die Menschheit hat im Laufe ihres Daseins eine Vielzahl von toxischen Substanzen verwendet, die ihr Körperwasser und ihr körpereigenes Energiefeld nachhaltig belastet haben. Da Körperwasser immer wieder ausgeschieden und ins Abwasser geleitet wird und auch die industrielle Produktion von Chemikalien oft Belastungen der Umwelt nach sich zieht, begann das verschmutzte Wasser um den Erdball zu kreisen und ist mittlerweile auch in den entlegensten Winkeln der Natur zu finden. In einer Fernsehreportage wurde die Untersuchung eines Hochgebirgssees dokumentiert, die mit der Absicht durchgeführt wurde, dieses vermeintlich unbelastete Wasser mit verunreinigtem Stadtwasser vergleichen und entsprechend bewerten zu können. Man staunte nicht schlecht, als man in diesem Bergsee eine derart schlechte Wasserqualität sowie viele Missbildungen der Wasserlebewesen durch hormonelle Veränderungen vorfand, dass sie jedem Industriestandort gerecht geworden wären.

Die meisten Menschen trinken Wasser, das nicht sauber genug ist und keine harmonischen Strukturen mehr aufweist. Darüber hinaus wird vielfach auch zu wenig getrunken, weil durch die Belastung des Körpers das natürliche Durstgefühl eingeschränkt wird. Oft bildet sich parallel dazu ein verstärktes Hungergefühl aus, weil die Nährstoffe vom Stoffwechsel nicht mehr ausreichend aufgenommen werden können. So ist es nicht verwunderlich, dass trotz unseres angehäuften Wissens immer mehr Zivilisationskrankheiten und Befindlichkeitsstörungen entstehen und chronische Krankheiten und Gebrechen in weiten Teilen der Bevölkerung an der Tagesordnung sind. Folgende Übersicht nach Ivan Engler (24) zeigt, wie sich die Verminderung des Körperwassers (mangels Qualität und Quantität des Trinkwassers) auf die Gesundheit auswirkt.

Körperwasserverminderung um

3 % =>	Rückgang des Speichels und der Harnproduktion
5 % =>	beschleunigte Herztätigkeit, Anstieg von Puls und Temperatur
10 % =>	Verwirrtheitszustände (Symptome des zentralen Nervensystems)
20 % =>	das Organsystem des Menschen ist nicht mehr lebensfähig.

Allein der Ausgleich des Wassermangels mit sauberem energiereichen Wasser unterstützt den Rückgang dieser Symptome! Wer einmal erlebt hat, wie alte Menschen immer mehr verwirrt werden, weil durch zu geringe Trinkmengen oder entwässernde Medikamente ihr Wasserhaushalt massiv eingeschränkt ist, versteht, dass die Altersdemenz kein Schicksal ist, sondern meist die Folge falscher Behandlung! Alte Menschen, die häufig zur Toilette müssen, haben bzw. machen einfach mehr Arbeit, als diejenigen, die weniger Harndrang haben...

Deshalb kann ich nur jedem empfehlen, rechtzeitig wieder mit dem ausreichendenTrinken guten Wassers anzufangen, damit der Stoffwechsel sich regulieren kann. Je sauberer, energetischer, bzw. strukturierter unser Trinkwasser ist, desto besser fühlen wir uns.

Bewegung in der Natur

Auch das Wasser unseres Lebensumfeldes unterliegt vielseitigen Regeln und Zusammenhängen. So ist z.B. das Fließen der Flüsse in Kurven, so genannte Mäandern, eine Voraussetzung dafür, dass sie ihre Kraft und ihr biologisches Gleichgewicht entfalten und erhalten. Durch die natürliche Verwirbelung werden zum einen störende Frequenzen – im Sinne homöopathischer Wirkungsweisen – gelöscht, zum anderen kann sich das Wasser durch die sprudelnde Bewegung mit natürlichen Energien und Mineralien anreichern.

Es gibt immer mehr Projekte, in denen die vor Jahren und Jahrzehnten begradigten Flussbetten wieder in ihre natürliche Form gebracht werden, weil das Wasser biologisch nicht mehr die Eigenschaften aufweist, die es ursprünglich hatte. So kann ein natürlicher Fluss eingebrachte Schadstoffe schon nach einigen Kilometern deutlich in ihrer Wirkung reduzieren. Das biologische Gleichgewicht bleibt lange stabil. Ein begradigter Fluss hingegen hat nicht mehr die (Ur-)Kraft, diese Entgiftung zu leisten und wird aus biologischer Sicht wertlos. Diese Zusammenhänge sind über eine mechanisch-chemische Betrachtungsweise allein nicht zu erklären. Nach dem Lebenswerk von Viktor Schauberger können wir jedoch davon ausgehen, dass mit der natürlichen Verwirbelung eine Anreicherung des Wassers mit „kosmischer Energie“ stattfindet, wodurch es die Reinigung und Neuordnung erfährt (25).

Dies mag auch als Beispiel dafür dienen, dass wir natürlich verwirbeltes oder zumindest fließendes Wasser trinken sollten, um die Funktionen des Körpers optimal unterstützen zu können. Wasser, das durch gerade Rohrleitungen geflossen ist oder wochenlang abgepackt in Flaschen lagerte, hat diese natürlichen Kräfte nur noch in sehr eingeschränktem Maße. Dazu mehr im Kapitel über Trinkwasser.

Effektive Mikroorganismen – das Milieu

Wasser in der Natur und im Körper ist gleichzeitig der Lebensraum so genannter „Mikroorganismen", die – in Bezug auf den Körper – die ausführenden Einheiten des Stoffwechsels sind.

Hierzu hat der japanische Wissenschaftler Prof. Teruo Higa bahnbrechende Forschungsarbeit geleistet und die sog. „Effektiven Mikroorganismen" entdeckt. Er hat eine Rezeptur entwickelt, in der alle wichtigen Mikroorganismen gemeinsam wirken können (26). Er war ursprünglich in der Betreuung landwirtschaftlicher Projekte tätig, als er einigen Rätseln gegenüberstand. Manche Pflanzungen und Plantagen erkrankten trotz modernster Behandlungsmethoden durch Pestizide, Insektizide und Antibiotika und waren auf diesem Weg nicht mehr zu retten. Seine Verzweiflung gipfelte darin, dass er die von Viren befallenen Melonenpflanzen herausreißen und in einen angrenzenden Abwassergraben werfen ließ. Er staunte nicht schlecht, als diese sich nach kurzer Zeit wieder bester Gesundheit erfreuten und sogar schon Früchte ansetzten. Was hatte dieser Abwasserkanal, was seine Mittel nicht leisten konnten? Die Antwort fand er selbst: es waren die lebensnotwendigen Mikroorganismen, die die natürliche Regulation des Stoffwechsels sicherstellen, soweit man sie nicht durch Antibiotika oder Umweltgifte zerstört. Den gleichen Mechanismus finden wir auch im menschlichen und tierischen Körper.

Der Kreislauf von Werden und Vergehen

Higa hat nun diese Mikroorganismen im Einzelnen untersucht. Er fand rund 80 Stämme verschiedener Bakterien, Hefen und Pilze, die er als wichtig für die Funktionen des menschlichen Körpers erkannt hat. Die übrigen, die wir zumeist als Krankheitserreger bezeichnen, sind nicht die Auslöser von Symptomen, sondern ein weiteres Mittel der Natur, sich der gegebenen Situation anzupassen: wenn eine Pflanze ihren natürlichen Lebenszyklus beendet hat oder durch die Belastung mit Giftstoffen nicht mehr lebensfähig ist, wird sie wieder „dem Erdboden gleich gemacht", das heißt, durch Kompostierung mittels Mikroorganismen wieder in ihre Bestandteile zersetzt, die einer neuen Generation von Pflanzen als Nahrung dienen können. Auch der menschliche Körper wird nach seinem Tod durch Mikroorganismen zersetzt. Nur im Falle extremer Belastungen beginnt die Zersetzung schon zu Lebzeiten, was z.B. bei fortgeschrittenen Organerkrankungen der Fall sein kann. So entdeckte Higa drei Gruppen von Mikroorganismen:

- die *aufbauenden*, die Pflanzen und Körper entstehen lassen, ihren gesunden „Betrieb" sicherstellen und den Energiehaushalt unterstützen,
- die *abbauenden*, die eine Pflanze, einen Körper oder jeweils Teile davon wieder zersetzen, wenn sie nicht mehr lebensfähig sind. Sie wirken zumeist auf Kosten des Energiehaushaltes,
- als dritte Gruppe fand er die *neutralen*, die sich als größter Teil jeweils der vorherrschenden Gruppe anschließen.

Die Ausprägung der Besiedelung hängt vom Milieu des Körpers oder des Bodens ab, wie z.B. dem pH-Wert. Wandelt sich ein biologisch ungünstiges Milieu wieder in ein förderliches um, bilden sich die degenerativen Stämme zugunsten der aufbauenden Stämme wieder zurück. Die aktive Ansiedelung der förderlichen Mikroorganismen durch entsprechende Präparate trägt zum Erreichen dieses Milieus bei.

Aus den Erkenntnissen des Biologen Dr. Günther Enderlein lässt sich rückschließen, dass alle drei Arten von Mikroorganismen aus derselben unpathogenen, unschädlichen neutralen Eiweißstruktur hervorgehen und sich – je nach vorherrschendem Milieu im Körper – zu unterschiedlichen Arten entwickeln und auch wieder zurückbilden können. Wenn der Stoffwechsel (wieder) ausbalanciert ist, bleibt er solange im Gleichgewicht, wie keine extremen Einflüsse von außen mehr auftreten.

Mikroorganismen in der Anwendung

Higa hat aus diesen Erkenntnissen heraus eine Rezeptur aus aufbauenden Mikroorganismen erschaffen, die seit einigen Jahren mit großem Erfolg in der biologischen Landwirtschaft eingesetzt wird, mittlerweile weit über die Grenzen Japans hinaus. Auch in Deutschland beginnt dieses Wissen und der Einsatz der Mikroorganismen in die biologische Landwirtschaft Einzug zu halten. Auf dem Gebiet der Gesundheitsförderung gibt es ebenfalls sehr gute Ergebnisse, sowohl durch die direkte als auch durch die indirekte Anwendung. Die Erkenntnisse Higas sind aus zweierlei Gründen faszinierend:

- Sie zeigen, dass die Natur alle Möglichkeiten bereithält, sich selbst zu helfen, wenn wir sie nur lassen (= die Verschmutzung stoppen).

- Sie geben uns die Möglichkeit, den ursprünglichen Zustand wieder herzustellen, selbst wenn es bereits zu abbauenden oder krankhaften Zuständen gekommen ist.

Mikroorganismen und Super-ionisiertes Wasser

Regenerative (aufbauende) und degenerative (abbauende) Mikroorganismen leben in einem unterschiedlichen biologischen Milieu, das u.a. durch den pH-Wert und spezifische Frequenzen gekennzeichnet ist. Verdünntes Super-ionisiertes Wasser unterstützt und erhält das Milieu, in dem sich die aufbauenden Mikroorganismen erhalten oder neu bilden. Es scheint auch das Zusammenspiel der verschiedenen Arten von aufbauenden, regenerativen Mikroorganismen zu unterstützen, indem es antioxidative Kräfte zur Verfügung stellt. Diese sind nach Higa für das Zusammenleben und -wirken aerober und anaerober Mikroorganismen erforderlich, die sich erst in der Kombination optimal ergänzen. Die degenerativen Mikroorganismen können in diesem Milieu nicht (über-)leben.

Die Funktion von Nahrung und Nahrungsergänzung

Die Nahrung, die wir zu uns nehmen, dient in erster Linie der Aufnahme von Mineralien und Energie. Vitamine, Enzyme, Eiweiß, Fette und Kohlenhydrate müssen wir im Grunde nicht gesondert zu uns nehmen, weil ein gesunder Körper sie mit Hilfe der Mikroorganismen aus frischer Nahrung (Obst und Gemüse) selbst herstellen kann. Dass es dennoch sinnvoll ist, zumindest eine Zeitlang Vitamin- oder Enzympräparate zu sich zu nehmen, liegt daran, dass wir zumeist schon so vergiftet sind, dass eben dieser körpereigene Produktionsprozess zum Erliegen gekommen oder zumindest stark eingeschränkt ist. Wenn die regenerativen Mikroorganismen z.B. durch die häufige Einnahme von Antibiotika, den regelmäßigen Verzehr von chemischen Konservierungsmitteln oder den häufigen Gebrauch von chemischen Desinfektionsmitteln massiv reduziert sind, können sie kaum noch Nährstoffe produzieren. Die externe Zufuhr dieser Nährstoffe trägt dann zum Ausgleich des Mangels bei. Die dauerhafte Sanierung einer Belastung ist allerdings komplexer, weshalb weitere Faktoren notwendig sind, damit ein nachhaltiger Umschwung erreicht werden kann. Andernfalls wäre es nur ein lebenslanger Kampf gegen die selbst verursachten Defizite des Körpers.

Kolloidales Wasser

Körperwasser und Blut sind bestrebt, kolloidale Systeme zu bilden. Das bedeutet, dass die Bestandteile sich gleichmäßig in dem jeweiligen Wasser verteilen und in einem Schwebezustand verbleiben. Diejenigen Teilchen in der Flüssigkeit, die den kolloidalen Zustand aufrechterhalten, nennt man Kolloide. Dies sind z.B. Mineralien und Spurenelemente, die einen Durchmesser zwischen 1 und 100 nm (Nanometer) haben, der unterhalb der Wellenlänge von Licht liegt. Man kann sie daran erkennen, dass ein gebündelter Lichtstrahl (Laser) nicht durch die Flüssigkeit hindurchscheint.

Die Eigenschaften der Kolloide erklären sich u.a. durch ihre elektrische Ladung. Sie sind „negativ" geladen und stoßen sich daher gegenseitig ab. Eine Ablagerung wird dadurch verhindert.

Es heißt, dass Leben nur in kolloidalen Medien zu finden ist, also darauf angewiesen ist, beweglich und „im Fluss" zu sein. Auf den Körper übertragen heißt das z.B., dass sich Kalziumverbindungen, die sich im Körper befinden im kolloidalen Zustand nicht in den Blutgefäßen und an den Gelenken ablagern. Nährstoffe wiederum können im kolloidalen Milieu problemlos an ihr Ziel transportiert und Stoffwechselreste ausgeschieden werden, soweit nicht weitere Einschränkungen bestehen. Mit anderen Worten: die Selbstregulation wird nicht behindert.

Eine der wichtigsten Aufgaben der Kolloide besteht darin, den Zellen als Energiezufuhr zu dienen und abgebaute oder giftige Substanzen über das Blut abzutransportieren und auszuscheiden. Der Zustand des gesunden Körpergewebes, dessen Flüssigkeiten sich im kolloidalen Zustand befinden, nennt man den „Sol-Zustand". Wenn ein kolloidales System sich qualitativ verschlechtert, wie es z.B. innerhalb des Körpergewebes vorkommen kann, spricht man vom Gel-Zustand (27). Man kann sich diesen Gel-Zustand wortwörtlich als geleeartigen oder eingedickten Zustand vorstellen, in dem die Stoffwechselabläufe nicht mehr richtig funktionieren. Staus der Gewebeflüssigkeit, (Kopf-)Schmerzen, Konzentrationsstörungen, Verschlackung, erhöhter Blutdruck und Durchblutungsstörungen sind gewissermaßen vorprogrammiert. Ist dieser Zustand einmal erreicht, kann man nur noch die Notbremse ziehen, um den Körper wieder in den Sol-Zustand zu bringen. Erhöhte Wasserzufuhr ist eine Grundvoraussetzung für die Rückbildung in den Sol-Zustand. Hierfür sollte man ausschließlich reines und energiereiches Wasser trinken. Super-ionisiertes Wasser ist durch seine speziellen Eigenschaften dafür prädestiniert, den kolloidalen Zustand des Körpers aufrechtzuerhalten oder ihn bei der Wiederherstellung zu unterstützen. Deshalb sollte man sein Trinkwasser damit anreichern und ergänzend viel Obst und Gemüse zu sich nehmen, die Substanzen enthalten, die sich ebenfalls im kolloidalen Zustand befinden. Auch Bewegung und frische Luft sind wichtige Faktoren.

Belastungen durch Rauchen (auch passiv!) oder übermäßiges Trinken von Alkohol sollten vermieden oder durch wiederum erhöhte Wasser- und Nährstoffzufuhr ausgeglichen werden.

Checkliste Übersäuerung und Zustand der Körperflüssigkeiten

Bitte kreuzen Sie an, was auf Sie zutrifft:

- ❑ Trinken von weniger als 1,5 Liter reinem Wasser täglich
- ❑ Trinken von kohlensäurehaltigen Getränken
- ❑ Trinken von stark mineralhaltigem „Heilwasser“
- ❑ Trinken von Alkohol, Kaffee, Milch, Limonaden
- ❑ Zahnfüllungen mit Amalgam, Konservennahrung, Getränkedosen, Trinken von Leitungswasser (=> Schwermetalle)
- ❑ häufige oder intensive Verwendung von herkömmlichem Speisesalz
- ❑ übermäßiger Verwendung/Verzehr von raffiniertem Zucker
- ❑ häufiger Verzehr von tierischem Eiweiß (Fleisch)
- ❑ Bewegungsmangel
- ❑ Rauchen (aktiv oder passiv)
- ❑ Psychischer Stress oder körperliche Überlastung
- ❑ nährstoffarme Nahrung (Fastfood, Fertiggerichte, Imbiss)
- ❑ regelmäßige Einnahme von Medikamenten oder Hormonen
- ❑ regelmäßiges Impfen

Punktezahl: ____________

Wenn vier oder mehr Punkte auf Sie zutreffen, können Sie davon ausgehen, dass Ihre Körperflüssigkeiten wahrscheinlich mittel- bis langfristig auf den Gel-Zustand zusteuern oder sich bereits in diesem befinden. Sie können es an der Menge oder der Intensität Ihrer Beschwerden ablesen.

Um den Zustand des Blutes zu erkennen, der mit dem Zustand der Körperflüssigkeiten eng zusammenhängt, kann man beispielsweise eine dunkelfeldmikroskopische Aufnahme erstellen lassen, die die Verteilung der roten Blutkörperchen zeigt. Je gleichmäßiger sie ist, umso besser ist auch der kolloidale Zustand des Blutes und der übrigen Körperflüssigkeiten. Wenn man Super-ionisiertes Wasser zu sich nimmt, verteilt es sich selbst in kleinen Menge sehr schnell im Körper. Bereits nach 15 Min. kann man anhand der Dunkelfeldmikroskopie eines Blutstropfens meist schon deutliche Veränderungen erkennen. Siehe Kapitel „Analysen“.

Wasser und Alter

Das biologische Alter eines Menschen bemisst sich allein an seinem Gesundheitszustand. Verschiedene Zipperlein und Erkrankungen werden ab einem gewissen Alter als normal bezeichnet. Normal sind sie leider auch, aber nicht natürlich. Die Natur bestraft nicht ein langes Leben mit Krankheiten, sondern bewirkt eine natürliche (Heil-)Reaktion auf ungesundes Leben, die oftmals als Erkrankung fehlinterpretiert wird. Alleine die Lebensweise und insbesondere die Ess- und Trinkgewohnheiten entscheiden darüber, welchen Gesundheitszustand man im Alter hat. Von angeborenen Erkrankungen natürlich abgesehen. Angeborene Erkrankungen sind diejenigen, die schon bei der Geburt vorliegen, wobei dies vermutlich häufiger durch die Vererbung von Giften geschieht, als durch genetische Übertragung. Erkrankungen, die sich später bilden, können zwar veranlagt sein, werden aber immer erst durch das eigene Verhalten ausgelöst. Dies sagt auch der Medizin-Nobelpreisträger Alexis Carrel:

„Die Zelle ist unsterblich. Allein die Flüssigkeit, in der die Zelle schwimmt, unterliegt degenerativen Prozessen. Indem man diese Flüssigkeit regelmäßig erneuert und der Zelle damit Nahrung zuführt, ist nach dem heutigen Stand unseres Wissens davon auszugehen, dass das Leben dieser Zellen ewig währt."

Die so genannte Anti-Aging-Bewegung sollte idealerweise den Versuch darstellen, den Körper möglichst lange in seinem lebendigen, fließenden kolloidalen Zustand zu halten oder diesen wieder herzustellen. Dass dies nicht allein mit ein paar Pillen zu erreichen ist, sollte einleuchten. Dass man aber mit wenigen einfachen Maßnahmen (vgl. Checkliste Seite 61) die Grundvoraussetzungen für den Erhalt und die Wiederherstellung eines leistungsfähigen Stoffwechsels und eines dynamischen gesunden Körpers erschaffen kann, ist ebenso nachvollziehbar. Eine ergänzende Anwendung aufbauender natürlicher Heil- oder Kurmittel kann hier gute Wirkung zeigen.

Die Bedeutung der Energiefelder

Die Wirkung des Super-ionisierten Wassers auf das menschliche und irdische Energiefeld

Ayhan Doyuk sagt in seinen Vorträgen, dass die Erde stark belastet ist und auch die Menschen unter den vielfältigen Belastungen leiden. Die Grundthematik läge allerdings nicht in der Verschmutzung, sondern in der Energie, deren Qualität massiv eingeschränkt ist. Zu Anfang habe ich das für eine blumige Umschreibung gehalten, bis ich entdeckt habe, dass es tatsächlich das Kernthema zu sein scheint.

So, wie ein menschlicher Körper durch zu wenig Energie krank und durch Energiezufuhr wieder gesund werden kann, kann sich auch die Erde durch Energieerhöhung von ihren Belastungen befreien. Super-ionisiertes Wasser ist ein Schlüssel hierzu. So habe ich mich eingehender mit dem Thema der Energie von Mensch und Erde befasst und bin auf erstaunliche Erkenntnisse gestoßen.

Der elektromagnetische Mensch

„Es gibt keine Materie, sondern nur ein Gewebe von Energien, dem durch intelligenten Geist Form gegeben wird."
Max Planck

Der menschliche Körper ist ein komplexer biologischer Organismus, in dem eine unüberschaubare Menge an elektromagnetischen Prozessen stattfindet. Jede Zelle produziert ca. 1,17 Volt mit einer jeweils unterschiedlichen organtypischen Frequenz (28). Bei dieser Energieproduktion entsteht gleichzeitig ein Magnetfeld, das die Zellen umhüllt und ihre Information schützt.

„Wir sind elektromagnetische Wesen multidimensionalen Charakters [...] Als solche produzieren wir (unter anderem) elektrostatische, magnetische und elektromagne-

tische Felder. Diese hat man mit Sicherheit an den Händen, im Herzen und im Gehirn entdeckt."
David Lapierre, Peggy P. Dubro (29).

Jeder Gedanke und jedes Gefühl beeinflussen die elektrische Ladung in den Zellen. Auch Gregg Braden beschreibt die Zusammenhänge sehr anschaulich. So bezeichnet er die Zelle als einen „*...Endpunkt, an dem die menschliche Matrix in eine dichte physische Form übergeht.*" Er beschreibt weiter, dass jede Zelle innerhalb eines bestimmten Frequenzbandes arbeitet und miteinander verbundene Zellverbände, z.B. ein Organ, zusätzlich auf ein weiteres Frequenzband „geeicht" sind. Deshalb hat jedes Organ eine Grundfrequenz. Sie resultiert aus unserer Blaupause (unserem „Bau- und Funktionsplan"), die die Zellen und Zellverbände steuert und sie gleichzeitig vor unerwünschten elektromagnetischen Informationen schützt (30). Mit einer Veränderung der elektrischen Ladung in den Zellen geht immer auch eine Veränderung des pH-Wertes der Zellen und damit des Körpergewebes einher. Dies ist der Grund, weshalb positive und negative Gedanken und Emotionen sich unmittelbar auf den Körper und sein Milieu und langfristig auch auf seine Gesundheit auswirken. Wer mental „sauer" ist, ist auch biochemisch „sauer".

Energie und Struktur von Mensch und Erde

Auch im Planeten Erde fließen elektrische Ströme, durch die ein Magnetfeld entsteht. Seine Frequenzen korrelieren mit denen des Körpers. Wenn nun die Frequenzen der Erde sich verändern, kann man auch eine Veränderung in den körperlichen Frequenzen beobachten.

Neben elektromagnetischer Energie gibt es das so genannte Informationsfeld, das keine elektromagnetische Energie beinhaltet, sondern eine Art Struktur, nach der sich elektromagnetische Felder ausrichten. Dieses Feld kann man derzeit nich nicht messen, sondern lediglich seine Auswirkungen beobachten.

Die Schulphysik lehnt die Existenz dieser Informationsfelder ab, hat jedoch für die beobachtbaren Auswirkungen keinerlei alternative Erklärung. Deshalb werden Begriffe wie „Skalarwellen" und „freie Energie" seit Anbeginn ihrer „Entdeckung" durch Nikola Tesla kontrovers diskutiert. Da man ein System aber immer nur aus einer übergeordneten Perspektive wirklich verstehen kann, bin ich der Meinung, dass man für alle theoretischen Lösungsmöglichkeiten offen sein sollte. Erst wenn wir die Grenzen unseres heutigen Denkens überschreiten, werden wir über den Tellerrand des bisherigen Verständnisses schauen können.

Wasser und Energie

Eine der Aufgaben des Planeten Erde und seiner Gewässer ist es, kosmische Energien und Informationen aufzunehmen, zu transformieren und dem Menschen in einem ihm verträglichen Maß zur Verfügung zu stellen. Das Körperwasser ist wiederum eine Voraussetzung, um diese Schwingungen optimal aufnehmen und umsetzen zu können. Es sind bereits verschiedene Resonanzen des Körpers mit Umweltsignalen entdeckt worden:

- die Schumannwellen wirken auf die Frequenz des Hippocampus im Gehirn (Koordinationsfunktionen)
- Erdmagnetwellen wirken auf das vegetative Nervensystem
- Solarwellen bewirken Resonanzen in den Zellen
- Photonen bewirken Resonanzen in den Zellen (31)
- kosmische Hintergrundwellen stehen in Resonanz mit den Zellen (32).

Veränderungen im Energiefeld von Erde und Mensch

In den letzten Jahren ist deutlich geworden, dass sich mindestens zwei wesentliche Bereiche der irdischen Energiefelder verändert haben und damit auch der Mensch massiven Veränderungen unterworfen ist. Der erste Bereich betrifft die so genannten Schumannresonanzen. Im Gegensatz zu der häufigen Aussage, dass es sich um eine einzelne Frequenz handelt, wurde eine ganze Bandbreite von Frequenzen entdeckt, mit denen die Erde und das sie umgebende System, die Ionosphäre, im Einklang schwingen. Diese Frequenzen unterliegen zweierlei Arten von Veränderungen. Sie sind leichten Erhöhungen unterworfen und werden insgesamt stärker (intensiver). Dies ist insofern interessant, weil sich der Großteil der Schumannschen Frequenzen im Bereich der Gehirnwellen befindet und erwiesenermaßen das Gehirn beeinflusst. So haben sie einen unbewussten aber direkten Einfluss auf unser Denken und unser Bewusstsein. Die dominierende Frequenz ist die niedrigste, sie lag bisher bei 7,83 Hz, was am Übergang von den Theta- zu den Alphawellen des Gehirns liegt, also im Bereich zwischen (unbewusstem) Traumschlaf und entspanntem (bewusstem) Wachzustand. Diese Frequenz liegt mittlerweile über weite Teile des Jahres bei 8 oder sogar darüber, ist also nahezu in die Alphawellenfrequenz übergegangen, die bei 8 beginnt. Wir können davon ausgehen, dass hier die Voraussetzungen für einen globalen Bewusstwerdungsprozess geschaffen wurden. So merken viele Menschen, dass sie z.B. intensiver träumen oder aber Fähigkeiten entwickeln wie zunehmende Sensitivität und die telepathische Wahrnehmung. Im Umgang mit Menschen kann man beispielsweise zunehmend bemerken, dass man etwas denkt und der andere es Sekunden später ausspricht.

Die ungarische Geophysikerin Gabriella Sátori und ihre Mitarbeiter vom geophysikalischen Institut der Ungarischen Akademie der Wissenschaften haben sich intensiv mit dem Phänomen der Schumannresonanzen befasst. Die Zusammenhänge haben die Wissenschaftler Grazyna Fosar und Franz Bludorf recherchiert und in ihrem Buch „Zaubergesang" dokumentiert (33). Die Veränderungen, mit denen das Gehirn auf den veränderten Einfluss der Schumannfrequenzen reagiert, beschreiben die beiden wie folgt:

„[...] das Gehirn [reagiert] auf äußere Energien und Schwingungen, für die es empfänglich ist, mit einer umfangreichen Neuorganisation seiner inneren Schaltkreise. Dies führt – ähnlich wie die Abnahme des Magnetfeldes – natürlich kurzfristig zu einem chaotischen, Stress fördernden Unruheeffekt. Dann jedoch neigt das Gehirn dazu, sich auf einer höheren Schwingungsebene neu zu organisieren. Es erreicht einen höheren Bewusstseinszustand [...].

Das Gehirn als Empfangsstation

Interessant finde ich in diesem Zusammenhang, dass der Wissenschaftler Joseph Kirschvink (in Pasadena) winzige Magnetitkristalle im menschlichen Gehirn gefunden hat, wie sie zuvor auch bei Vögeln, Fischen und Insekten entdeckt wurden. Die meisten Regionen des Gehirns enthalten 5 Millionen Magnetitkristalle pro Gramm, die Gehirnmembran sogar 100 Millionen Magnetitkristalle pro Gramm (34). Magnetit reagiert etwa eine Million mal stärker auf ein äußeres Magnetfeld als ein anderes biologisches Material. Diese winzigen magnetischen Kristalle formieren sich in Kettenformationen von bis zu 100 Einzelkristallen und können nur bei ausgerichteter Polarisation stabil sein. Sie stellen ein ausgezeichnetes Sender- und Empfängermaterial für Energiestrahlen dar (35). Bei den Tieren bringt man die Kristalle mit ihrem Orientierungssinn in Verbindung, d.h. mit der Wahrnehmung von Schwingungen bzw. Strukturen, die ihnen u.a. zur räumlichen Orientierung dienen. Nun besitzt auch der Mensch solche Wahrnehmungsantennen. Da wir uns jedoch weder in der Luft noch im Wasser frei bewegen können, ist eine andere Form der Information zu vermuten. Aus spiritueller Sicht sagt man, dass sich in der oberen Kopfmitte das sog. „Kronenchakra" befindet, ein Energiezentrum des Körpers, das kosmische Energie aufnimmt und in den Körper leitet und auch irdische Energie abgibt, die von den sog. „Fußchakren" aus durch den Körper geflossen ist. Hier könnte eine Verbindung bestehen. Es hat den Anschein, dass die Kristalle im Gehirn einen Zugang zu „kosmischen" Frequenzen ermöglichen, die für unsere Wahrnehmung, unser Bewusstsein oder auch unserer Gesundheit von Bedeutung sind. Je besser wir an die uns umgebenden natürlichen Schwingungen angebunden sind, umso leichter können wir sie zur Wahrnehmung von Situationen und dem Treffen bewusster Entscheidungen hinzuziehen.

Kennen auch Sie das Gefühl, dass es in der oberen Kopfmitte zu einem feinen Kribbeln kommt, wenn Sie mit einer höheren Energie oder auch einem intensiven Gefühl in Kontakt kommen? Für mich ist es immer wie ein Signal: da fließt Energie, das ist wichtig für mich. Oder es tritt als Bestätigung ein, wenn ich mich mit einem mir unbekannten Thema befasse, noch bevor ich es verstandesmäßig einschätzen kann. Um gesund zu sein und die zentralen Funktionen des Stoffwechsels aufrechterhalten zu können, brauchen wir zudem einen relativ hohen Eisenspiegel. Dieser ist z.B. für die Bildung des Blutes wichtig, dem auch magnetische Eigenschaften zugeordnet werden (36). So scheint auch der Ferro-Magnetismus neben dem Elektromagnetismus und einer Vielzahl anderer Energieformen eine wichtige Rolle im Körper zu spielen.

Das Magnetfeld

Der zweite Bereich, der sich verändert, betrifft das Magnetfeld der Erde, das auch durch die Sonne mitgeprägt wird. Entgegen dem Ansatz vieler Therapieformen und technischer Überlegungen, diesen vermeintlichen „Verlust" ausgleichen zu wollen, hat diese Veränderung durchaus einen Sinn. Das Magnetfeld wirkt als eine Art Schutz vor Einflüssen auf das elektrische Feld. Das bedeutet einen Schutz vor störenden Einflüssen, aber auch ein Abschirmen von Einflüssen, die zu unserer Entwicklung beitragen können. Es deutet alles darauf hin, dass die veränderten Schumann-Resonanz-Frequenzen und die entsprechende „Erweiterung unseres Bewusstseins" erst durch eine Verringerung des Magnetfeldes möglich werden. Man kann es als eine Art Entwicklung beschreiben, die uns von „festgefahrenen Denkweisen und Strukturen" hin zu einer neuen geistigen Flexibilität und Erweiterung des Bewusstseins führt. Der Teil des Erdmagnetfeldes, der von der Sonne ausgeht, soll um das Jahr 2012 wieder verstärkt wirken (37).

Das Magnetfeld der Erde polt sich regelmäßig nach einigen Millionen Jahren um, so dass es auch hierdurch zu einer Lockerung und nachfolgenden Verdichtung von Strukturen und den jeweiligen erforderlichen Veränderungen kommt. Dies kann man anhand von Jahrmillionen alten eisenhaltigen Gesteinsschichten nachvollziehen, die den Wechsel der Polarität anzeigen. Der Extrempunkt ist jeweils ein Moment eines minimalen Magnetfeldes, das dann wieder kontinuierlich zunimmt (38). Wetter- bzw. Klimaveränderungen sind ein möglicher Hinweis auf solche Umstellungsphasen. Durch unser eigenes Verhalten können wir dazu beitragen, dass all diese Veränderungen so harmonisch wie möglich verlaufen.

Der Übergang

Im Zustand des geringsten Sonnen- oder Erdmagnetfeldes heißt es, dass Erde und Mensch einen Zustand erleben, den man als Nullpunkt bezeichnen kann. Für kurze Zeit setzen die gewohnten Muster und Strukturen aus und wir sind – soweit wir uns nicht selbst blockieren – für die kurze Zeit von einigen Tagen direkt mit dem übergeordneten Informationsfeld verbunden. Für Menschen, die auf diesen Zustand nicht vorbereitet sind, kann es erschreckende Ausmaße annehmen. Je bewusster wir diesen Zustand durchschreiten, um so effektiver können wir ihn nutzen und unser Energiefeld sich nach der höheren Ordnung ausrichten lassen, ähnlich wie es Fozar und Bludorf für die Wirkung der Schumannresonanzen auf das Gehirn beschrieben haben. Auch in alten Schriften ist bereits beschrieben, dass in der Zeit der scheinbaren „Stille" eine gigantische Justierung geschieht, bei der die Energiestrukturen der Erde und damit auch des Menschen den neuen Frequenzen bzw. Informationen angepasst werden (39)

Passend zur bereits erwähnten Beschreibung von Ayhan Doyuk, dass unsere Umweltverschmutzung in erster Linie ein „Energieproblem" ist, beschreibt Braden in „Das Erwachen der neuen Erde":

„Sämtliche menschliche Technologie und Produkte, die nicht mit der neuen Grundfrequenz der Erde in Resonanz treten können, gehen verloren. Das heißt: alle natürlichen Substanzen, die unter künstlichen Bedingungen in unnatürliche Verbindungen umgewandelt worden sind, stehen nicht in Resonanz mit der „neuen Erde" und werden schlichtweg aufgelöst. [...] Das ist die endgültige Heilung der Erde, denn auf diese Weise werden auch alle toxischen und disharmonischen Erzeugnisse samt der Gedanken, die sie erschaffen haben, beseitigt."

Für mich ist es nachvollziehbar, dass die reinigende und selbsterhaltende Kraft der Erde aufgrund der massiven stofflichen Belastung nicht mehr ausreichend ist bzw. war. Durch die jetzt erfolgende kontinuierliche Frequenzanhebung kann sie sich zunehmend besser regenerieren. Solange wir jedoch im bisherigen Maße die Erde weiter verschmutzen, wirken wir der Energieanhebung entgegen und erschweren die Umstellung. Deshalb ist es wichtig, durch die Anwendung verträglicher und unterstützender Mittel, wie sie uns mit Super-ionisiertem Wasser zur Verfügung stehen, den massiven Umweltbelastungen entgegenzuwirken. So tragen wir zu einem harmonischen und ausgeglichenen Energiefeld bei und unterstützen die Erde und ihre Bewohner in ihrer Heilung.

Die Bedeutung der Veränderungen der Energiefelder

Das Energiefeld der Erde und des Menschen ist derzeit also größeren Veränderungen unterworfen, die sich in den nächsten Jahren, Jahrzehnten und vielleicht sogar Jahrhunderten weiter intensivieren werden. Wahrscheinlich ist jedoch, dass der Prozess um das Jahr 2012 seinen Höhepunkt finden wird, wie es von den Prophezeiungen fast aller alten Kulturen überliefert ist. Zu diesem Thema gibt es umfangreiche Literatur mit Informationen aus den verschiedensten Kulturen. Je leichter wir uns der Umstellung anpassen können, umso harmonischer wird der Übergang sein und umso besser werden wir die neuen Möglichkeiten nutzen können.

Super-ionisiertes Wasser kann uns auf mehreren Ebenen unterstützen, die globalen Veränderungen, in denen wir uns befinden, zu bewältigen. Durch seine reinigende und Energie verstärkende Wirkung hilft es dem Körper, eine bessere Resonanz mit dem Energiefeld der Erde zu erreichen und Umstellungsschwierigkeiten physischer und psychischer Art zu minimieren. Es ermöglicht uns, die Anpassung an die Energiezufuhr durch die Erde individuell zu unterstützen.

Eine der Erkenntnisse der „Neuen Physik“ ist, dass Chaos durch die Zufuhr von Energie die nächst höhere Ordnungsstufe erreicht. Was bedeutet das? Übertragen auf unseren Alltag ergeben sich hieraus verschiedene Möglichkeiten:

- Eine chronische körperliche Erkrankung kann durch Zufuhr von Energie wieder eine Ordnung = Gesundheit erreichen.

- Depression, Unzufriedenheit und psychische Dysbalance können durch die Zufuhr von Energie wieder harmonisiert werden.

- Je besser unser Körper und unsere Körperflüssigkeiten in Resonanz mit den Frequenzen der Erde und den feinstofflichen Informationen sind, umso leichter können wir diese ordnende Energie aufnehmen und wirken lassen.

- Diese Resonanz erreichen wir durch geistige Offenheit und Vertrauen in uns selbst, sowie durch physische Reinigung des Körpers bzw. der Körperflüssigkeiten – womit gleichzeitig eine energetische (auch psychische) Reinigung einhergeht.

Der Zustand der Umwelt

Der Beginn der Umweltverschmutzung

Das Problem der Umweltverschmutzung beginnt vor ca. 150 Jahren mit der industriellen Verwertung von Schwermetallen und Erdöl. Davor gab es direkte Umweltverschmutzung nur in relativ geringem Ausmaß. Verunreinigungen haben sich die Menschen über die Jahrtausende hinweg eher selbst zugefügt durch die Anwendung ungeeigneter Medikamente, Werkstoffe oder Kosmetika. Schwermetalle waren in Medikamenten und Kosmetika weit verbreitet. Die schöne weiße Haut, die durch entsprechende Schminke „bei Hofe" erzielt wurde, geht z.B. überwiegend auf die Wirkung des dann enthaltenen Quecksilbers und Bleis zurück, wodurch sich die Kapillaren zusammenziehen und „vornehme" Blässe hervorrufen.

Quecksilber gehört zu den 11 der 92 natürlichen Elemente – wie z.B. Gold, Silber, Antimon, Kupfer, Blei, Zinn, Platin, Eisen, Kohlenstoff, Schwefel –, die dem Menschen schon seit Jahrtausenden bekannt sind. Arabische Edelleute schätzten bereits um ca. 350 v. Chr. mit Quecksilber gefüllte Teiche in ihren Gärten als besondere Attraktion. Quecksilbersulfid, auch bekannt als Zinnober, wurde als roter Farbstoff verwendet, z.B. als Pigment in der Malerei. Zu jener Zeit waren auch die Amalgame (Legierungen mit anderen Metallen) bereits bekannt und wurden zur Feuervergoldung eingesetzt, wie die Pferdequadriga von San Marco in Venedig zeigt. Zur Feuervergoldung wurde die weiche Paste des Goldamalgams aufgetragen und das Quecksilber anschließend verdampft. In Folge des großen Bedarfs plünderten bereits Römer und Araber die größte Quecksilbererzlagerstätte, die sich in Spanien bei Almadén befindet. Erste schriftliche Hinweise auf die Verwendung von Quecksilber findet man bei Aristoteles, später bei Plinius d.J. Seitdem weiß man auch um die toxische Wirkung des Quecksilbers (40).

Zwischen 1850 und 1860 begann die industrielle Nutzung von Erdöl mit der Entdeckung der Destillation und den Einsatzmöglichkeiten durch James Young und Benjamin Silliman. Silliman entdeckte die Einsatzmöglichkeiten von Erdöl in Form von:

- Kerosin für die Beleuchtung
- Benzin (das Auto war allerdings noch nicht erfunden)
- Paraffin für Kerzen
- Schmierstoffe
- Benzol als Lösungsmittel
- Teer für den Straßenbelag.

Silliman hatte als erster die Idee, das Rohöl durch Bohrungen an die Erdoberfläche zu holen. 1859 fand Edwin Drake in Pennsylvania die erste ertragreiche Ölquelle. Es begann ein wahrer Ölrausch, von dem sich viele schnellen Reichtum erhofften. 1863 gründete John D. Rockefeller zusammen mit Samuel Andrews und Maurice Clark und dessen Brüdern die Andrews, Clark & Company zur Gewinnung und Vermarktung von Erdöl. Ihre größte Bedeutung lag in der Verfeinerung der Gewinnungsmethode. Denn zu Beginn der Ölförderung floss ein großer Teil des wertvollen Rohstoffes in die umgebende Natur anstatt in die Tanks. Es gab dort einen Bach, der richtigerweise Oil Creek genannt wurde und auch der nahe gelegene Allegheny River stank nach Öl bis nach Pittsburgh. Aufgrund fehlender Sicherheitsvorkehrungen kam es häufig zu Unfällen. 60-65% des geförderten Rohstoffes waren Kerosin. Die übrigen Anteile waren kaum von Interesse und wurden entsorgt.

Zwischen 1865 und 1867 wurden über tausend Ölfirmen in Philadelphia gegründet. Nach und nach wurden auch die Nebenprodukte der Gewinnung genutzt, das Benzin als Treibstoff, der Teer für den Straßenbelag und Benzol für die Gasherstellung (41). In den 1880er Jahren gab es dann auch Öl in Baku am Kaspischen Meer, die größten Funde der damaligen Zeit. Diese Quellen waren sehr viel ertragreicher und das Öl von besserer Qualität. Zudem bestand eine größere Nähe zum europäischen Markt. Die Wettbewerbsnachteile für die amerikanischen Unternehmen waren beträchtlich. Rockefeller, der sich durch geschicktes Agieren und den Zusammenschluss mehrerer Unternehmen unter seiner Leitung eine zentrale Position im amerikanischen Weltmarkt sicherte, reagierte mit Kostensenkungen und neuen Verfahren, die eine bessere Auswertung des Rohöls ermöglichten. Für den Transport nach Übersee wurden die Tankschiffe perfektioniert, wodurch der Transport deutlich verbilligt wurde. Der russisch-amerikanische Erdölwettbewerb dauerte bis zum 1. Weltkrieg an.

Durch eine zunehmende Verknappung des amerikanischen Öls, das durch den ständig zunehmenden Bedarf bedingt war, kauften sich die amerikanischen Ölgesellschaften dann in den arabischen Ländern ein, deren Ölvorkommen sich als die größten erwiesen. Mit zunehmendem Bedarf und wachsender Abhängigkeit von diesen Vorkommen haben die arabischen Staaten die ausgehandelten Umsatzanteile immer weiter zu ihren Gunsten verschoben und schließlich alle Konzessionen als ungültig erklärt. Sie erklärten das Öl zum nationalen Eigentum, das an die Gesellschaften nur verkauft wird.

So wurde das Erdöl zu einem der größten Wirtschaftsfaktoren weltweit, zu einem Gegenstand andauernder Auseinandersetzungen und zu einer stetigen Quelle der Umweltbelastung. Gleichzeitig war es der „Motor" der Industrienationen und des technischen Fortschritts. Im Gegensatz zum elektrischen Strom, der ähnlichen Wirtschaftsverflechtungen unterliegt, handelt es sich beim Öl um einen begrenzten Rohstoff. So lange es noch Vorräte gibt, besteht von Seiten der Ölindustrie kein Interesse, alternative Energieformen zu erforschen oder zu vermarkten. Die bestehenden Vorräte sollen bis zum letzten Tropfen genutzt und wirtschaftlich verwertet werden. Allerdings zeichnet sich schon heute eine kommende Knappheit ab. Wirtschaftlich interessant sind darüber hinaus nur der konventionelle und der Atom-Strommarkt, deren Gewinne zum größten Teil den wenigen Betreibern zukommen. Eine globale Umstellung auf alternative Energieformen oder gar „Freie-Energie-Maschinen" bringt den großen Energielieferanten keinen Nutzen, weil sie eine globale Öffnung des Marktes und den Verlust ihrer Alleinstellungsmerkmale bedeuten würde.

Die Verbreitung

Von den über 11 Millionen chemischen Verbindungen auf der Erde sind über 10 Millionen Kohlenwasserstoffverbindungen. Viele davon wirken krebserregend. Die natürlich vorkommenden Kohlenwasserstoffmoleküle können durch natürliche Mechanismen unschädlich gemacht werden, z.B. durch Verrottung bzw. Kompostierung. Von den chemisch hergestellten unnatürlichen Verbindungen lassen sich viele nicht oder nur unvollständig abbauen. Sie werden zu Problemstoffen, derer sich die Natur nicht entledigen kann.

Der Kreislauf des Wassers – über Verdunstung und Regen – hat die Gifte bereits ziemlich gleichmäßig verteilt. Hauptverursacher sind die Industrie, die Flugzeug- und Autoabgase, die Haushalte und die Landwirtschaft, wobei letztere neben der Erdboden- und Wasserverunreinigung auch an der Luftverschmutzung stark beteiligt ist. Da jeder Haushalt im Allgemeinen nur kleine Mengen giftiger Substanzen benutzt, hält man sie meist für nicht relevant. In der Masse aber können diese Einträge erheblich sein.

Sauberes Trinkwasser gehört bereits jetzt zu den knappsten Rohstoffen der Erde. 1,5 Milliarden Menschen haben keinen Zugang mehr zu sauberem Trinkwasser. Jährlich sterben 5 Millionen Menschen an den Folgen mangelhafter Versorgung mit Süßwasser und 80% der Erkrankungen in Wassermangelgebieten sind auf verseuchtes Wasser zurückzuführen (42). In den meisten Dritte- und Vierte-Welt-Ländern ist Wasser ohnehin knapp; wenn es zudem noch verseucht ist, kommt dies einem Todesurteil nahe. Wenn man bedenkt, dass die Gifte, die mit zu dieser Situation geführt haben, überwiegend aus den Industriestaaten kommen, die ihre Altlasten wie Lindan und DDT – oft als Entwicklungshilfe getarnt – in diese Länder verklappt haben, wird deutlich, welch großen Anteil die Industriestaaten an dieser Situation haben. In unseren Breiten sind wir scheinbar nicht so offensichtlich betroffen, aber ein Großteil unserer Zivilisationserkrankungen ist ebenfalls auf die Vergiftung unserer Gewässer und natürlichen Trinkwasserquellen sowie der Luft und des Bodens zurückzuführen. Legt man entsprechend strenge Maßstäbe an, kann unser gesamtes Trinkwasser genau genommen nicht mehr als sauber bezeichnet werden, weil es eine Vielzahl von Stoffen enthält, die über die Jahre hinweg problematisch werden können und nicht in ein natürliches Wasser hineingehören. Was allein durch die immense Menge an hormonellen Verhütungsmitteln im Grundwasser verursacht wird, ist alarmierend. In den Berliner Gewässern beispielsweise sind bereits über 65 % der Karpfen weiblich!

Die Schädlichkeit des Öls

Erdöl und Erdölprodukte bestehen aus Kohlenwasserstoffen. Dies sind Verbindungen aus Kohlenstoff und Wasserstoff, die in kettenförmiger oder zyklischer Struktur vorliegen können. Sie sind wasserunlöslich (in Bezug auf herkömmliches Wasser), verbinden sich aber mit Fetten, bzw. Lipiden. Sie lagern sich im

Körper im Fettgewebe ein und sind nur schwer wieder auszuscheiden. Neben den von Silliman entdeckten Einsatzmöglichkeiten sind Erdölderivate heute auch in vielen Produkten des täglichen Bedarfs enthalten. Dies sind vor allem:

- Lacke, Farben
- Reinigungsmittel, Lösungsmittel
- Desinfektionsmittel
- Konservierungsmittel
- Kühlmittel
- Klebstoffe
- Kunststoffe, Gummi, synthetischer Kautschuk
- synth. Textilfasern
- Glycerin
- Paraffin (als Überzug von Lebensmitteln und in Kerzen)
- Cremes und Salben
- Parfums
- Insektizide, Mottenkugeln.

Erdölprodukte können, je nach Art und Größe der Moleküle, über die Atmung, den Verdauungstrakt (über die Nahrung) und über die Haut aufgenommen werden. Produkte mit hohem Siedepunkt, wie Asphalt, Paraffinöl oder Wachse, sind relativ ungiftig. Flüchtige Kohlenwasserstoffe hingegen werden leicht resorbiert und sind von größerer Bedeutung. Auf ihrem Weg durch den Körper werden sie vom Blut transportiert und sollen die schützende Blut-Hirn-Schranke überwinden und das Gehirn schädigen können. Auf zellulärer Ebene können die schützenden Lipidmembranen aufgelöst werden, wie sie beispielsweise die Nervenfasern umgeben. Darüber hinaus können bei einigen Verbindungen freie Radikale und Epoxide entstehen, die Krebs erregend und mutagen sein können (die Erbsubstanz verändernd). Langfristig kann es zu einer Leber- und Nierenschädigung kommen. Die auftretenden Symptome können von Tremor (Zittern) und anderen Erkrankungen des Nervensystems bis zu Atemwegserkrankungen, Haut- und Schleimhautreizungen und Herz-Kreislaufproblemen (43), sowie Haarausfall reichen. Um sich vor möglichen Gefahren zu schützen, sollte man die Mittel, mit denen man regelmäßig umgeht, auf ihre Inhaltsstoffe überprüfen und ggf. durch Mittel ersetzen, die keine schädlichen Stoffe enthalten.

Die Weltmeere

Für die Öl-Verschmutzung der Weltmeere und damit unseres Ökosystems sind mehrere Faktoren verantwortlich:

- in Flüsse und Meere eingeleitete Industrie- und Kommunalabfälle
- Verluste beim Transport von Erdöl sowie Tankerunfälle
- Verluste bei Ölbohrungen
- Auspumpen von Ballastwasser aus Treibstofftanks der Schiffe
- unsachgemäße Beseitigung von Restbeständen beim Reinigen von Tanks der Öltanker
- Kriege wie der Golfkrieg, die Ölabfälle produzieren.

Im Onlinelexikon (44) sind diese Zusammenhänge eingehend erläutert. Die Schadwirkung, die vom Öl ausgeht, wird wie folgt beschrieben:

Der auf dem Wasser schwimmende Ölfilm verhindert den Gasaustausch zwischen Luft und Wasser. Dadurch wird die Atmung der Meerespflanzen und -tiere behindert. Am meisten sind jedoch die Fische und die Vögel gefährdet. In den Kiemen der Fische bewirkt ein niedergeschlagener Ölfilm Ersticken, eine auf das Gefieder der Vögel gelegte Ölschicht macht sie flugunfähig und zerstört die Isolationswirkung des Gefieders. Die im Erdöl enthaltenen Naphtene, Olefine und Aromaten sind sehr giftig und können beim Menschen Krebs auslösen, wenn er Fisch ißt, der mit diesen Giften belastet sind. Die an fast jedem Strand auftretenden Teerklumpen sind das Produkt eines komplizierten Abbauprozesses des Erdöls. 1997 betrug der Öleintrag von Ölplattformen in die Nordsee etwa 17500 Tonnen Öl (Quelle: Umweltbundesamt).

Der Verschmutzung des Meeres durch Öl kann nur mit einer wirksamen Politik und einer strengen Gesetzgebung begegnet werden. Viele Öltanker fahren mit mehreren 100000 Tonnen Rohöl über die Weltmeere. Leider fahren auch Tanker, die nicht den Sicherheitsstandards entsprechen. Ein weiteres Problem ist die Entsorgung von ausgedienten Ölbohrinseln, die manchmal einfach gesprengt und auf dem Meeresboden versenkt werden. Beim Rosten am Meeresgrund können erhebliche Mengen an Ölresten aus den alten Leitungen austreten. Deshalb sollten alle Ölbohrinseln an eine Küste geschleppt und dort fachgerecht entsorgt werden. Weitere hochgradig belastende Quellen und Auslöser der Meeresverschmutzung sind:

- Düngemittel
- Abwasser
- Abfälle
- Schwermetalle
- Dünnsäure
- Chlorierte Kohlenwasserstoffe
- radioaktive Stoffe
- Temperaturerhöhung
- Massentourismus
- Jagd
- Militär.

Exemplarisch mögen die Schwermetalleinträge sein, die 1995 über Flüsse und Atmosphäre allein in die Nordsee erfolgten:

Blei	4.500 Tonnen
Quecksilber	64 Tonnen
Cadmium	107 Tonnen
Chrom	1040 Tonnen
Kupfer	2.000 Tonnen

Quelle: Progress Report, Esbjerg Denmark, 1995 (Meereslexikon www.seilnacht.tuttlingen.com)

Die heimischen Gewässer und das Trinkwasser

Das Bundesumweltamt (UBA) gibt regelmäßig Presseinformationen heraus, die im Vergleich zu dem, was in den Zeitungen berichtet und zumeist beschönigt wird, erstaunlich offen mit dem Thema umgehen. Wenn diese alarmierenden Fakten bereits so ungewöhnlich offen gelegt werden, liegt für mich der Schluss nahe, dass die Wirklichkeit noch viel drastischer aussieht. Dies ahnt man bereits, wenn man sieht, über welch lange Zeiträume einzelne Studien durchgeführt werden, bis man sich zu einer vagen Aussage durchringt.

Zitat aus der UBA-Presseinformation Nr. 11/00, Maßstäbe für Gewässerschutz:
„Häufige Überschreitungen der Qualitätsziele werden nach wie vor für Schwermetalle – insbesondere Cadmium – aber auch Zink, Nickel, Kupfer, Pestizide und bestimmte Industriechemikalien – wie chlorfreie Kohlenwasserstoffe – festgestellt. Aber auch Nährstoffe – vor allem Nitrat – in Grund- und Oberflächenwasser sind ein Problem."...

Auch in Bezug auf die so genannten Grenzwerte und Qualitätsziele wird zutreffend erläutert:
„Die Werte sind nicht als „unbedenkliche Grenze" zu verstehen, bis zu der „aufgefüllt" werden darf. Sie dienen vielmehr dazu, Bereiche und Gewässer zu erkennen, in denen die Belastungen zu hoch sind und wo Verbesserungen erforderlich sind."

Dass nicht die Wasserwerke für diese Probleme verantwortlich sind, sondern Eigenverantwortung der Verursacher gefordert ist, wird im nächsten Satz deutlich:
„Schwerpunkte sind dabei die Stoffe, deren Verwendung trotz Maßnahmen an der Quelle – zum Beispiel der Abwasserreinigung – zu erhöhten Konzentrationen in der Umwelt führen. Dies sind beispielsweise diffuse Einträge durch die Verwendung von Dünger und Pflanzenschutzmitteln in der Landwirtschaft."

Aus der Pressemitteilung vom 2.3.1999 geht hervor, dass der Verband der Chemischen Industrie zu unrecht behauptet, dass bestimmte Industriechemikalien den Hormonhaushalt des Menschen nicht nachhaltig stören würden. Besonders hingewiesen wird darauf, dass insbesondere in den Phasen kurz vor und nach der Geburt bei Menschen und Tieren eine besondere Empfindlichkeit für Umweltchemikalien besteht. So hat beispielsweise das toxikologische Institut der Amerikanischen Chemischen Industrie (CIIT) auf die Wirkung eines Weichmachers auf das Hormonsystem hingewiesen. Die fruchtbarkeitsmindernden Wirkungen auf sich entwickelnde ungeborene und neugeborene Versuchstiere waren bei sehr viel geringeren Dosen feststellba, als bei erwachsenen Tieren. Neue Studien zeigen auch, dass die Spermienqualität der deutschen Männer deutlich abnimmt, was direkt mit den Belastungsfaktoren der Umwelt in Beziehung gebracht wird. Als Ergebnis einer 17-jährigen (!) Studie zum Brustkrebsrisiko bei Frauen wurde erkannt, dass Organochlorverbindungen, so genannte östrogene Umweltchemikalien, das Brustkrebsrisiko erhöhen (können).

Ergänzend noch eine (gekürzte) Pressemitteilung vom Umweltschutzbund BUND vom 29.7.03 zur Aktualität der Trinkwasserthematik:

„Anlässlich der aktuellen Kostendiskussion fordert der Bund für Umwelt und Naturschutz Deutschland (BUND), die derzeitige Praxis der Abfallbeseitigung in Berlin umgehend zu beenden. Wie in grauen Vorzeiten kippt die BSR [Berliner Stadtreinigung] seit Jahren die Hälfte ihres Mülls ohne jegliche Vorbehandlung auf ungesicherte Deponien – mit enormen Langzeitschäden für Grundwasser und Klima.

Die drei BSR-Deponien Schwanebeck, Schöneicher Plan und Wernsdorf verfügen über keinerlei Basisabdichtung, so dass die Schadstoffe ungehindert ins Grundwasser gelangen und dieses langfristig verseucht wird.[...] Der Bundesgesetzgeber schiebt einer Abfallbeseitigung à la BSR ab 2005 einen Riegel vor. Jahrelange Untätigkeit und Versäumnisse durch die BSR und den Senat zu Lasten der Umwelt werden nun offenbar, weil aufgrund mangelnder Behandlungskapazität jetzt ca. 40% der Abfälle zur Behandlung ausgeschrieben werden müssen. Die Schäden der derzeitigen Entsorgung auf den Deponien werden uns jedoch noch über Jahrzehnte an die Sünden der Vergangenheit erinnern und Kosten in nicht absehbarer Höhe verursachen. [...]“

Die Umweltbelastungen, denen wir heute ausgesetzt sind, stammen aus den verschiedensten Quellen. Für sich genommen mögen viele giftige Mittel in der Anwendung hilfreich sein und manchmal unumgänglich erscheinen. Im Rahmen unseres Ökosystems jedoch können sie eine massive Belastung darstellen. Meine Meinung ist: Wer nach Alternativen sucht, findet auch welche!

Die Hauptquellen unserer Giftbelastungen sind:

- Die direkte Aufnahme von Giften oder umweltbelastenden Stoffen in den Körper, die teilweise wieder mit dem Urin und dem Stuhlgang ausgeschieden und ans Wassersystem abgegeben werden: Hormonmittel, chemische Medikamente, insbesondere Antibiotika, Zigarettenrauch (aktiv oder passiv), Auto-, Flugzeug- und Industrieabgase, chemische Lösungsmittel (z.B. in Reinigungsmitteln, Kosmetika, Lacken, Farben), Konservierungsmittel, künstliche Aromastoffe und eine Vielzahl weiterer meist versteckter Belastungen wie Dünge- und Spritzmittel. Auch Tiermedikamente, die sich in den Nahrungsmitteln befinden können, die tierische Produkte enthalten, vor allem Hormone und Antibiotika, können zur Belastung beitragen.
- Chemische Substanzen aus den Haushalten, wie Haushaltsreiniger, Desinfektionsmittel, Imprägniersprays, Insektenschutzmittel, Kosmetika, Medikamente, Lacke und Farben sowie Lösungsmittel, die durch die Anwendung oder auch über die Mülldeponien ins Abwasser gelangen.
- Die Einleitung von Abwasser durch die Industrie oder auch Unfälle von Gifttransporten. Hier gibt es zwar mittlerweile umfangreiche Vorschriften, dennoch werden viele schwer zu handhabende Stoffe immer noch heimlich entsorgt oder Unfälle „produziert". Da die Strafen für Nichtbeachtung der Gesetze bisher meist niedriger lagen als die Kosten für eine umweltgerechte Entsorgung, ließ der verantwortungsvolle Umgang mit Chemikalien in vielen Betrieben zu wünschen übrig. Dies kann sich jetzt ändern. Der Einsatz von SI-Wasser für die Entgiftung der Altlasten kann für die jeweiligen Produzenten sogar zu einem positiven Wirtschaftsfaktor werden.
- Gifte aus der Vieh- und Landwirtschaft. In der Tierhaltung und der Landwirtschaft wird mit chemischen Zusätzen nicht gespart. Dass Insektizide beispielsweise oft nicht einmal die gewünschte Wirkung haben, sei zumindest am Rande bemerkt. Dazu kommt, dass kaum noch natürliche Futter- und Düngemittel eingesetzt werden, sondern überwiegend „reine" Chemie. Die Bio-Landwirtschaft hat bereits Alternativen gefunden, kommt aber teilweise auch noch nicht ganz ohne die Chemie aus.

Die Folgen für Mensch und Natur

Die Folgen dieser Belastungen für die Gesundheit von Mensch, Tier und Natur sind zum einen direkte Reaktionen auf die chemischen Mittel, z.B. eine eingeschränkte Qualität der Darmflora, wie sie durch Antibiotika in Milchprodukten oder Fleisch entstehen kann, zum anderen eine schleichende Veränderung von Stoffwechselvorgängen und genetischen Informationen, weil der Körper langsam aber systematisch beeinträchtigt und mit unnatürlichen Informationen und Impulsen belastet wird. Dies zeigt sich dann z.B. in der ständig zunehmenden Zahl von Allergien, Immunschwächen, Darmerkrankungen und scheinbar „genetischen" Defekten, die nach meiner Einschätzung eher den Tatbestand der „Vergiftung" erfüllen, als zufällige Mutationen zu sein, wie uns so gerne weisgemacht wird. Der beste genetische Schutz, den wir haben können, ist ein intaktes kristallines Zellwasser, das die Information unserer „Blaupause" in den Zellen aufrechterhält, zu bewahren, indem wir nur reines und energetisch hochwertiges Trinkwasser zu uns nehmen, die Nahrungsmittel möglichst aus naturnahem Anbau beziehen und uns bestmöglich vor eigener Belastung schützen.

In der Tageszeitung „Die Welt" vom 23. Juni 2003 wurde über die Dahlem-Konferenz und den „klimatischen Betriebszustand der Erde" berichtet. Der Veranstalter, Prof. Hans-Joachim Schellnhuber, äußert sich darin zu der Frage, ob der Planet unbewohnbar wird und wir auf einen anderen Planeten übersiedeln sollten:

„Machbar wäre so etwas vielleicht,
aber mit einem Bruchteil der dazu notwendigen Mittel
ließe sich die Erde in ein Paradies verwandeln."

Das nenne ich Klartext! Schließlich ist es nicht die Erde, die uns den Lebensraum entzieht, sondern wir selbst! Wir sind nur so eingefahren in unseren Denk- und Verhaltensmustern, dass wir die zerstörerische Wirkung unseres eigenen Verhaltens nicht einmal mehr wahrnehmen. Den Vergiftungskreislauf können wir nur durchbrechen, wenn wir sinnvolle Alternativen zu den giftigen Stoffen oder zur Entgiftung belasteter Materialien finden und nutzen und uns der Altlasten auf natürliche bzw. unschädliche Weise entledigen. Durch Super-ionisiertes Wasser können sogar Bereiche entlastet werden, für die es bisher kaum umweltfreundliche Alternativen gab.

Dies sind zum Beispiel:

- Entgiftungsmittel für Industrieabwässer und Wasserwerke
- Entgiftungsmittel für Industrie- und Autoabgase
- Entgiftungsmittel für Mülldeponien
- Entgiftungs- und Reinigungsmittel für Wasser und Land, das durch Ölkatastrophen oder Chemieunfälle kontaminiert wurde
- Mittel zur Reduzierung von Radioaktivität
- Brandschutz und Löschmittel für die Industrie bzw. schwer löschbare Brände
- Anti-Schnee- und Anti-Eis-Mittel für Städte, Straßen und Autobahnen
- hochwirksame Haushalts- und Industriereiniger für verschiedenste Anwendungsbereiche
- Bodenverbesserer
- Düngemittel sowie Mittel zur Renaturierung von Gülle
- Tierfutterzusatz
- Reinigungsmittel für Tierställe

Details hierzu sind im Kapitel „Einsatz in Gewerbe und Industrie“ erläutert. Die Anwendungsgebiete sind enorm vielseitig und können auf viele weitere Bereiche ausgedehnt werden.

Die Wirkung von Giften

Die Belastung, die der Mensch und die Natur durch den Eintrag von Umweltgiften erfahren kann, lässt sich auf einige Hauptwirkungen reduzieren:

- (Umwelt-)Gifte können den Ladungszustand des Körpers und der Zellen verändern, auch in der Tier- und Pflanzenwelt. Der größte Teil der Zellen und eine Vielzahl von Nährstoffen sind von der Polarität her außen „negativ“ geladen. Gifte sind „positiv“ geladen, ihnen fehlen Elektronen. So entreißen die Gifte den Nährstoffen oder dem Körpergewebe Elektronen, um sich wieder zu vervollständigen. Die elektronenüberschüssigen Nährstoffvorräte (Antioxidantien) werden zuerst verbraucht. Je weniger man von ihnen gespeichert hat, um so eher werden körpereigene Substanzen verbraucht, was Schäden an der Körpersubstanz und den Organen verursachen kann. Ein Abbau von Kalzium beispielsweise, wie er bei Schwermetallbelastung und Übersäuerung oft eintritt, kann eine Knochenentkalkung (Osteoporose) bewirken und die Gefahr eines Bruches damit massiv erhöhen.

- Gifte verbrauchen eine enorme Menge an Sauerstoff und Energie, die dem Körper oder der Natur dann fehlen. Stoffwechselvorgänge können nicht mehr ausreichend mit Energie versorgt werden, und weitere Belastungen können nicht mehr neutralisiert werden, wie es sonst der Sauerstoff durch Verbrennung erreichen kann.

- Gifte bewirken, dass die Natur sich zu schützen beginnt. Das Kapillarsystem des Körpers zieht sich beispielsweise bei Bleibelastung derart zusammen, dass keine ausreichende Blut- und Sauerstoffversorgung mehr möglich ist. Bei starken Belastungen ist die direkte Wirkung sichtbar oder spürbar. Chronische Belastungen hingegen bewirken eine schleichende Vergiftung, so dass man die Ursache oft nicht (an-)erkennt oder aber nicht bereit ist, sie zu ändern.

- Gifte verändern die Struktur von Wasser derart, dass die Erbinformation bzw. die Blaupause oder das jeweilige Informationsfeld überlagert wird und seine Information dem Körper oft nicht mehr ausreichend zur Verfügung steht. Die Dosierung und die Dauer der Belastung sind hierfür maßgeblich. Gleichzeitig können bestimmte Stoffwechselfunktionen, die auf der Struktur der Körperflüssigkeiten beruhen, nicht mehr einwandfrei ausgeführt werden, das Wasser kann seine Transportfunktion z.B. nur noch eingeschränkt ausüben. Hiervon kann jede einzelne Zelle betroffen sein. So kommt es dann zu einer vermehrten Verschlackung der Zellen, des Gewebes und der Körperflüssigkeiten mit vielfältigen Folgen. In der Natur sind es die Pflanzen und Tiere, die unter der veränderten Wasserstruktur leiden sowie das Milieu der Gewässer und Böden.

- Erdölderivate sowie alle Krebs erregenden Gifte lagern sich fast ausschließlich im Fettgewebe ein. Dies sind z.B. die schützenden Nervenhüllen, die Zellmembranen der Körperzellen, das Gehirn und das Fettgewebe. Es gibt eine Theorie, die Alzheimer und sogar BSE auf diese Zusammenhänge zurückführt. Die Veränderung in der Zellmembran wird sogar in der Krebsforschung als eine der Ursachen betrachtet. Dass wir diese Belastungen z.T. auch durch den Verzehr tierischer Fette aufnehmen, zeigen folgende Artikel, die die Thematik exemplarisch beleuchten sollen. Besonders brisant wird das Thema, wenn man erfährt, dass ein derart belastetes Fleisch wieder anderen (Meeres-)Tieren verfüttert wird und es sich so unaufhaltsam in unserer Nahrungskette anreichert.

Meldung aus „Die Welt" vom 18.6.03:

„In norwegischen Kühlhäusern lagern derzeit rund 500 Tonnen Walspeck. Das Fleisch ist jedoch stark mit Umweltgiften belastet, ein Export [...] daher nicht möglich."

Greenpeace schreibt bereits am 15.5.2003 auf der Website www.greenpeace.org:

„Norwegische Wissenschaftler haben der Walfangindustrie am Mittwoch einen schweren Schlag versetzt. Zeitgleich mit dem Beginn der jährlichen Walfangsaison warnen sie schwangere Frauen vor dem Verzehr von Walfleisch, welches in hohem Maße mit dem Schwermetall Quecksilber belastet ist. 'Unser Rat ist, dass schwangere Frauen und Mütter, die stillen, kein Walfleisch essen sollten', sagt Janneche Utne Skaare, Vizedirektorin des Nationalen Veterinärinstituts in Norwegen. Quecksilber kann schon in geringen Mengen zu Schädigungen des Nervensystems führen. Besonders sensibel auf diesen Stoff reagieren Föten und Säuglinge, die noch kein voll entwickeltes Nervensystem besitzen. Jan Kristiansen, ein Vertreter der Walfangindustrie, findet, dass das Institut 'einen schlechten Zeitpunkt' für seine Veröffentlichung gewählt hat. Denn schon Anfang Mai hatte ein wissenschaftliches Komitee festgestellt, dass Walspeck für den menschlichen Verzehr ungeeignet sei, weil er stark mit krebserregenden PCB belastet ist. Beides sind Rückschläge für die norwegische Walfangindustrie, die gehofft hatte, ihre Lagerbestände von Walspeck nach Japan exportieren zu können. Die Walfänger werden wahrscheinlich in Zukunft den Walspeck wie früher über Bord werfen', sagte Rune Froevik von 'High North Alliance', einer Pro-Walfang-Interessenvertretung der arktischen Fischergemeinden. 'Er wird zu Krabbenfutter.(str)'

Ayhan Doyuk erzählt gerne das Beispiel, dass eine einzige Packung herkömmlichen Shampoos auf Basis von Erdölderivaten bis zu fünf Tonnen Wasser denaturieren kann. Wir waschen uns damit, weil wir uns reinigen wollen und zerstören gleichzeitig die Umwelt und das biologische Terrain. Die Ökosysteme Meer, Boden und Luft sowie der menschliche Körper werden durch die Anwendung dieser Produkte beeinträchtigt, die mit Tensiden aus Erdöl hergestellt wurden. Dies ist eine ganz grundlegende Problematik, weil wir sie so selbstverständlich missachten, als hätten wir mit dieser ganzen Thematik nichts zu tun. Ein herkömmliches Geschirrspülmittel beispielsweise besteht typischerweise aus

- Wasser
- synthetischen Tensiden (Erdölderivat)
- synthetischen Duftstoffen (Erdölderivat)
- synthetischen Farbstoffen (Erdölderivat)
- Konservierungsmittel (Erdölderivat).

Ähnliche Zusammensetzungen finden sich in fast allen Haushaltsreinigern und einer Vielzahl von Kosmetika.

Super-ionisiertes Wasser

Ein Geschenk an die Menschheit

Super-ionisiertes Wasser ist ein Geschenk an uns Menschen, das uns von Ayhan Doyuk übergeben wurde. Nach Jahrhunderten gesundheitlichen Leidens, hervorgerufen durch schlechte hygienische Verhältnisse unserer Vorfahren, Wasserverseuchung in armen, abhängigen Ländern sowie globaler Umweltverschmutzung und Umweltkatastrophen durch die Industriestaaten haben wir nun ein Mittel an der Hand, diesen Missständen aktiv zu begegnen und uns vom Verhalten anderer unabhängiger zu machen. Es ist ein Geschenk für uns Menschen, die wir anfangen, ein Bewusstsein für die Natur zu entwickeln und langsam beginnen, die Verantwortung für uns und unser Schicksal zu übernehmen. dass wir dabei eine Zeit lang die Schwächeren der Erdengemeinschaft mitunterstützen (können), ist wiederum ein Geschenk von uns an diejenigen, die in ärmliche oder unwirtliche Verhältnisse hineingeboren wurden. So geben wir diesen Menschen die Chance, ein gesundes Leben zu führen. Ob dies durch unmittelbare Anwendung in den jeweiligen Lebensräumen geschieht oder durch die Anwendung im eigenen Lebensumfeld, der Kreis wird sich schließen. Ayhan Doyuk sagt, dass, wenn nur 5 – 6 % aller Menschen das Super-ionisierte Wasser regelmäßig im Haushalt benutzen, wir es innerhalb von wenigen Jahren schaffen können, das natürliche Milieu der Erde bzw. der Natur wieder herzustellen und ergänzt: „Dann wird es Super-ionisiertes Wasser vom Himmel regnen“.

Super-ionisiertes Wasser – ein Paradoxon?

Das, was wir Super-ionisiertes Wasser nennen, physikalisch zu beschreiben, ist bisher nur näherungsweise möglich. Dies liegt zum einen daran, dass auch das Wasser selbst noch immer Geheimnisse in sich birgt, die den Wissenschaftlern Rätsel aufgeben, zum anderen daran, dass der geheimnisvolle Teil des Wassers und insbesondere des Super-ionisierten Wassers im Bereich der Energie und der

Information liegt, die Stiefkinder der Wissenschaft waren und es auch heute noch oft sind. Diejenigen Messwerte, die wir im Rahmen der etablierten Wissenschaft zum SI-Wasser erhalten, sind miteinander nach bisherigem Wissen nicht vereinbar und erscheinen paradox, wie z.B. die Maßwerte zur Leitfähigkeit, zur Energieabgabe und zum pH-Wert zeigen.

Anhand neuerer Untersuchungsmethoden kann man heute die Wirkung der Energie beschreiben und sich der Quelle ihrer Ursache, die im Informationsfeld vermutet wird, annähern. Leider ist es so, dass die Weg weisenden Erkenntnisse alternativer Wissenschaftler von linientreuen Kollegen oft kategorisch abgelehnt werden, die sich dem Verständnisprozess damit selbst im Weg stehen. Irgendwann werden aber auch die alternativen Erkenntnisse von heute Allgemeinwissen sein, wie es schon seit einigen Jahrhunderten zu beobachten ist. Bis dahin kommen wir nicht umhin, uns selbständig auf die Erkenntnisse der alternativen Wissenschaftler einzulassen, auch oder gerade weil wir deren Erklärungen (noch) nicht in unseren Schulbüchern finden.

Super-ionisiertes Wasser und freie Radikale

Freie Radikale sind Moleküle, denen ein oder zwei Elektronen fehlen, so dass sie die Tendenz haben, anderen Stoffen Elektronen zu entreißen, um die freien Plätze wieder zu besetzen. Sie wirken nach außen so, als ob sie eine positive Ladung hätten. Radikale entstehen durch den Einfluss von Giften, wie z.B. aggressiven Schwermetallen und toxischen Chemikalien. Genau genommen haben auch die aggressiven Schwermetalle radikalische Wirkung. Nährstoffmangel und Übersäuerung des Körpers oder der Natur spielen bei der Bildung von Radikalen ebenfalls eine Rolle.

Einige Nährstoffe haben überschüssige Elektronen (= negative Ladung), so dass sie bevorzugt zur Neutralisation der Radikale herangezogen werden. Dies sind z.B. die Vitamine A, C und E, so genannte Antioxidantien, die jeweils ein Elektron pro Molekül abgeben können. Freie Radikale werden auch vom Körper selbst hergestellt, zum Beispiel für die Immunabwehr. Ist der Bedarf aber gedeckt und das Aufkommen freier Radikale durch äußere Einflüsse zu hoch, kommt es zu einem Überschuss, der neutralisiert werden muss. Entweder geschieht dies über das Hinzunehmen gespeicherter Nährstoffe aus den Vorräten des Stoffwechsels, was zu einem Mangel führen kann oder aus dem Körpergewebe, das dadurch geschädigt wird. Auch DNS-Moleküle sind negativ geladen, weshalb bei übermäßiger Belastung durch Radikale die Gefahr einer Schädigung besteht. Super-ionisiertes Wasser ist durch seine ständige Abgabe von Elektronen dafür prädestiniert, freie Radikale in ihrer Wirkung zu neutralisieren. Als Therapie kann man nun sowohl verstärkt Substanzen zu sich nehmen, die diese überschüssigen Radikale neutralisieren als auch seinem Trinkwasser Super-ionisiertes Wasser zugeben, wodurch vergleichsweise sehr viel mehr Radikale neutralisiert werden können, abhängig von der Konzentration des SI-Wassers. Es stellt sich die Frage, woher das SI-Wasser diese große Zahl von Elektronen nimmt, ohne sich sofort zu verbrauchen. Speichert es einfach eine ungewöhnlich große Zahl von Elektronen in seiner Struktur und gibt diese wieder ab? Oder kann es Energie produzieren bzw. aus dem „Raum", dem „Äther" gewinnen? Der Wissenschaftler Konstantin Meyl behauptet z.B., dass energetisch aktive spiralförmige Strukturen den masselosen „Teilchen" des Raumes Energie entziehen können, wodurch Elektronen entstehen. Haben die Moleküle des SI-Wassers vielleicht eine spiralförmige Anordnung? Oder drehen sich die Wassermoleküle so schnell, dass sie selbst Energie „einfangen"?

In jedem Fall scheint es sicht um ein spannendes noch weithin unerforschtes Gebiet der Physik zu handeln.

Wirkungen von Super-ionisiertem Wasser

Die Wirkungen, die Super-ionisiertes Wasser hat, widersprechen vielem, was man bisher über Wasser angenommen hat. Wenngleich die zu Grunde liegenden Prinzipien noch nicht bekannt sind, können wir uns zumindest über die Wirkung des SI-Wassers ein eindeutiges Bild machen. In den Vorführungen, die Ayhan Doyuk während der Wassersymposien gibt, die er vor allem in Deutschland und Österreich durchführt, werden diese besonderen Eigenschaften deutlich. Für die Vorführungen wird ausschließlich reines, konzentriertes Super-ionisiertes Wasser verwendet, da es im Rahmen einer Demonstration einen sehr deutlichen, unmittelbar sichtbaren Effekt ermöglicht. Hierdurch wird die Wirkung der im Handel erhältlichen SIW-Präparate exemplarisch darstellt. Durch eigene praktische Anwendung der Fertigpräparate können wir jeweils nur einen

Teil der Versuche durchführen, da diese Mittel durch verschiedene Mischungen der Ausgangswässer, unterschiedliche Verdünnungen und weitere Zusätze individualisiert wurden. Falls Sie die folgenden Versuche nachahmen wollen, sollten Sie sich vergewissern, dass das von Ihnen gewählte Mittel für den jeweiligen Versuch geeignet ist.

Wasser verbindet sich mit Öl

Motoröl gehört zu den stark umweltgefährdenden Stoffen, denen wir und die Natur ausgesetzt sind. Auf Müllhalden z.B. gehen große Schadwirkungen von solchen petrochemischen Verbindungen aus. In der Demonstration wird dem Motoröl in einem Becherglas etwas Super-ionisiertes Wasser zugegeben und das Glas leicht geschüttelt. Umgehend ist folgende Reaktion zu sehen: das Motoröl wird milchig. Während dieser Reaktion werden die langkettigen Kohlenwasserstoffe des Motoröls in kurzkettige Kohlenwasserstoffe zerlegt, die von Lebewesen problemlos verstoffwechselt werden können. Sie können in diesem Zustand bereits als natürlicher Dünger oder Fischfutter genutzt werden. Das giftige Ausgangsprodukt ist umweltverträglich geworden. Wie gut das Öl emulgiert bzw. gelöst wurde, kann man am Lasertest sehen. Ein Laserstrahl kann das umgewandelte Öl nicht durchdringen, während der Strahl durch das Öl im Urzustand leicht hindurchgeht.

Man kann sagen, dass Super-ionisiertes Wasser den Entstehungsprozess des Erdöls durch hohe Energiezufuhr innerhalb kurzer Zeit rückgängig macht. Die Erhöhung des Sauerstoffgehaltes des umgebenden Wassers durch SI-Wasser von bis zu 70% scheint für diese Reaktion von Bedeutung zu sein. Der freie Journalist Oliver Loenker fasst den Abbauprozess von Mineralölkohlenwasserstoffen wie folgt zusammen (45): *„Der aerobe Abbau von Mineralölkohlenwasserstoffen ist abhängig von einer ausreichenden Versorgung mit atmosphärischem Sauerstoff. […] Die Oxidation des Kohlenwasserstoffmoleküls ist der entscheidende Schritt beim aeroben Abbau. Anschließend findet eine Weiteroxidation des primären Alkohols zu einem Aldehyd und schließlich einer Fettsäure statt.“*

Praktische Anwendung: Auf diese Weise können z.B. Altlasten in der Natur oder Industrieabfälle entgiftet werden. Auch für die Reinigung von Maschinen können entsprechende Mittel gut eingesetzt werden sowie z.B. für Mechaniker, die mit Hilfe von SIW-Handseife ihre Hände ohne zusätzliche chemische Belastung von Schmierölen reinigen können und dabei gleichzeitig ihre Haut pflegen. Selbst Teerverbindungen, wie z.B. Bitumen, lassen sich bereits nach kurzer Einwirkzeit restlos von den Händen abspülen. Die Reinigungswirkung des SI-Wassers kann auch für die Beseitigung harmloser Öle genutzt werden, wie es beispielsweise beim Geschirr spülen oder dem Reinigen von Metallteilen erforderlich ist. Auch fettige Haut wird wieder reiner, wenn man SI-Wasser als Gesichtswasser verwendet.

Teichwasser wird geklärt

Teiche haben oft ein unausgeglichenes biologisches Milieu. Der pH-Wert ist vielfach verschoben und der Sauerstoffgehalt meist zu niedrig. Oft findet sich auch Nitrat im Wasser. Durch diese Veränderungen können sich übermäßig viel Algen bilden und bei der mikrobakteriellen Besiedelung vermehren sich die abbauenden, aggressiven Mikroorganismen auf Kosten der „guten". Dahinter steht ein Notfallplan der Natur. Denn erst wenn die Umweltbelastungen überhand nehmen, kippt das Milieu, und die aggressiven Mikroorganismen vermehren sich auf Kosten derjenigen, die für ein gesundes Milieu kennzeichnend sind. Dennoch kommen auch die abbauenden Mikroorganismen oft nicht ausreichend gegen die Belastungen an.

In der Demonstration ist ein Glaskolben bereits mit solch einem biologisch unausgewogenen Teichwasser gefüllt, ein zweiter wird mit dem gleichen Teichwasser und einem Teil Super-ionisiertem Wasser gefüllt. Innerhalb von einigen Minuten beginnt das gemischte Wasser auszuflocken und sich abzusetzen, während das unbehandelte Teichwasser des anderen Kolbens sich kaum verändert hat. Das allein ist noch nicht ungewöhnlich und kann auch durch Flockungsmittel erreicht werden. Das besondere ist die Tatsache, dass – laut Ayhan Doyuk – die Schadstoffe nicht nur gebunden, sondern in der Wirkung neutralisiert und z.T. regelrecht zersetzt, also chemisch umgewandelt wurden. Die verbleibenden Feststoffe müssen nicht deponiert werden. Sie sind zu Fischfutter und natürlichem Düngemittel geworden. Abbildungen von der praktischen Anwendung finden Sie im Kapitel „Besondere Erfahrungen in der Wasserbehandlung".

Praktische Anwendung: Reinigung von Biotopen, Brunnen, Teichen und Seen sowie Schwimmbecken.

Benzinfeuer wird gelöscht

Wenn man versucht, einen Benzinbrand mit Wasser zu löschen, nimmt das Feuer meist noch an Volumen zu oder eine Explosion entsteht. Einen Löscherfolg kann man nicht erwarten. In der Demonstration entzündet Ayhan Doyuk Benzin in einer Schüssel und sprüht eine winzige Menge SI-Wasser darauf. Die Flamme ist sofort gelöscht. Ein erneuter Versuch, das restliche Benzin zu entzünden, schlägt fehl. Das Benzin wurde so verändert, dass es seine Wirkung und gewohnte Reaktionsweise verloren hat. Auf diese Weise kann man sowohl Benzinbrände löschen, als auch Brandschutzmaßnahmen treffen, so dass Feuer gar nicht erst ausbrechen kann. Eine Demonstration des praktischen Einsatzes finden Sie im Kapitel „Schutzmaßnahmen".

Benzin brennt kontrolliert

Eine andere Modifikation des SI-Wassers ermöglicht folgendes Phänomen: Eine Papierserviette, die in Benzin getaucht und entzündet wird, brennt normalerweise innerhalb kürzester Zeit unter deutlicher Russbildung ab. Wenn sie zuerst in SI-Wasser und erst dann in Benzin getaucht wird, brennt die Flamme kontrolliert, ohne Rußbildung, solange bis kein Benzin mehr übrig ist und erlischt dann. Das funktioniert auch mit dem bloßen Finger, was Ayhan Doyuk schmunzelnd vorführt. Diese Wirkung ist besonders für den vorbeugenden Brandschutz hilfreich, insbesondere in der Umgebung von gezielt eingesetzten Bränden, wie sie beispielsweise die Industrie nutzt. Darüber hinaus ist diese Wirkung auch für den allgemeinen Brandschutz hilfreich, da die Feuer hemmende Wirkung dauerhaft bestehen bleiben soll. Eine Demonstration des praktischen Einsatzes finden Sie im Kapitel „Schutzmaßnahmen".

Strom wird gut geleitet

Jedes Kind weiß, dass man netzbetriebene Elektrogeräte nicht mit Wasser in Kontakt bringt, da sonst schwere Stromstöße ausgelöst werden, die bleibende Schäden bis hin zum Tod hervorrufen können. Auch die Kabel senden elektromagnetische Strahlung aus, so dass in ihrer Umgebung Elektrosmog entsteht.

Bei Super-ionisiertem Wasser ist das anders. Für die Demonstration hat Ayhan Doyuk mehrere Glühlampen in Reihe geschaltet und eine der beiden Drähte des Kabels durchtrennt. Er steckt nun den Stecker in die Steckdose und hält die beiden getrennten Drähte in ein Glas mit Leitungswasser. Wie zu erwarten war, passiert nichts. Nun hält er die beiden Drähte in ein Glas mit Superionisiertem Wasser. Sofort leuchten die Glühlampen auf. Um dem Ganzen noch eins draufzusetzen, verdünnt er das SI-Wasser mit dem Leitungswasser – die Lampen brennen weiter.

Es zeigt sich also, dass SI-Wasser im Gegensatz zu herkömmlichem Wasser Strom gut leitet. Dies wäre nur dann nachzuvollziehen, wenn dem SI-Wasser Salze zugesetzt worden wären, was offensichtlich nicht der Fall ist.

Praktische Anwendung: die Kommunikation der Körperzellen und ihrer Bestandteile ist u.a. von dem Vorhandensein strukturierten Wassers abhängig, das durch eine hohe elektrische Leitfähigkeit gekennzeichnet ist. Je höher unser Trinkwasser strukturiert ist, desto besser dient es den Zellen zur Kommunikation.

Eigene Versuche

Wenn Sie selbst Versuche zur Wirkung von SI Wasser machen möchten, haben sich folgende Anwendungen bewährt:

- frische Lackfarbe oder Motoröl von Flächen oder Händen entfernen, z.B. mit SIW-Universalreiniger bzw. der SIW-Flüssighandseife für industriellen Einsatz.
- Einen Apfel oder eine Gurke teilen, die eine Hälfte ca. 5 Minuten in Wasser einlegen, dem Sie etwas SI-Wasser zugegeben haben (Obst- und Gemüsereiniger) und die andere Hälfte in Leitungswasser einlegen. Dann probieren Sie von beiden und vergleichen den Geschmack.
- Alkoholische Getränke, am besten Wein, mit einigen Tropfen SI-Wasser (der Nahrungsergänzung) versetzen. Er schmeckt dann besser und der Alkohol steigt nicht so schnell in den Kopf.

Wenn Sie die technischen Voraussetzungen dazu haben, können Sie auch folgende Messungen machen, von deren Ergebnissen ich mich selbst überzeugen konnte. Hierfür eignen sich z.B. der SIW-Obst- und Gemüsereiniger oder das Mittel SIW-Wasserreserve:

- elektrische Leitfähigkeit: sehr hoch, entsprechend:
- elektrischer Widerstand: sehr niedrig
- Strom wird deshalb geleitet und durchtrennte Kabelenden damit überbrückt (funktioniert sogar mit der Nahrungsergänzung!)
- Strom: fließt kontinuierlich (im Mikroampèrebereich) ohne eine angelegte Spannung

Den pH-Wert zu messen ist für den Eigenversuch nicht so hilfreich, weil die in den Präparaten enthaltenen Stoffe ihn teilweise stark verschoben haben. Das ungemischte, reine SI-Wasser hat einen pH-Wert von 7.

Die Herstellung von Super-ionisiertem Wasser

Das Super-ionisierte Wasser nach Ayhan Doyuk basiert auf einem guten Quellwasser mit einem niedrigen Härtegrad. Dieses Quellwasser wird mit einem technischen Verfahren behandelt, so dass es die bekannten Eigenschaften bekommt und diese sehr lange stabil bleiben, Ayhan Doyuk sagt sogar, endlos lange. Um welches Verfahren es sich hierbei handelt, wird derzeit noch nicht bekannt gemacht.

Super-ionisiertes Wasser ist gegen mechanische und thermische Einflüsse in gewissem Umfang geschützt, so dass die Wirkung von gelagertem SI-Wasser lange erhalten bleibt und auch erwärmtes SI-Wasser nicht nur die volle sondern sogar eine verbesserte Wirkung zeigt. In den fertigen Mitteln zur Anwendung liegt das SI-Wasser in einer niedrigeren Konzentration vor, als im hoch konzentrierten Ausgangsprodukt. Von daher bleibt seine Wirkung nicht so lange stabil. Auch SIW-Produkte, die praktisch angewendet wurden, verlieren nach einigen Stunden, Tagen oder Wochen ihre Wirkung, weil sie sich dann verbraucht haben. Insofern sollte man für das Verständnis des Super-ionisierten Wassers die prinzipielle Wirkung von SI-Wasser mit den Produkten für die Anwendung immer in Relation setzen.

Super-ionisiertes Wasser wird in drei Varianten mit unterschiedlichen Eigenschaften produziert. Es gibt ein Mutterwasser, aus dem verschiedene Arten super-ionisiertes Wassers abgeleitet werden. Variante A bricht Verbindungen von Kohlenwasserstoffen auf, Variante B kapselt Giftstoffe oder Bakterien ein. Je nach gewünschter Wirkung werden diese beiden wiederum miteinander gemischt und entsprechend mit unbehandeltem Quellwasser verdünnt. So kann SI-Wasser in der jeweiligen Zubereitung z.B. eine Verbindung mit Öl eingehen, instabile Verbindungen aufbrechen oder Gifte abkapseln.

Die Wirkungsweise von SI -Wasser im Körper

Die allgemeine Wirkung

Das Super-ionisierte Wasser ist nach meinem Verständnis eine ideale Form von sauberem, kristallin strukturiertem und energiereichem Wasser. Wenngleich es einige Besonderheiten aufweist, handelt es sich dennoch um H_2O, dessen Haupteigenschaft es ist, keine schädigenden oder schwächenden Eigenschaften zu haben. Alle weiteren besonderen Eigenschaften dieses Wassers sind nach meinem bisherigen Verständnis das Ergebnis einer relativ hohen Energieabgabe, der in fast allen Bereichen des täglichen Lebens nutzbringend eingesetzt werden kann. Das SI-Wasser fungiert damit als Vermittler der Energie, die uns im Rahmen einer extrem (gift-)belasteten Umwelt verloren gegangen ist. Es geht also nicht so sehr um eine direkte, aufbauende Wirkung des Wassers oder seiner Energie, sondern vor allem um das Reduzieren der unausgewogenen Energie verzehrenden Prozesse unseres Alltags. Dies ist meines Erachtens die wichtigste Funktion des Super-ionisierten Wassers.

Der Umgang mit SI-Wasser

Der Umgang mit Super-ionisiertem Wasser ist anders, als wir es üblicherweise von Wasser gewohnt sind. Es sollte niemals in größeren Mengen pur getrunken werden, wie wir es mit „normalem“ Wasser machen. Es ist so kräftig in der Wirkung, dass es unerwünschte Folgen haben könnte. So, wie es vom Hersteller angeboten wird, sollte man es als Konzentrat betrachten, das in bestimmten Verhältnissen verdünnt werden muss. Diese starke Wirkung resultiert z.T. aus dem Wasser selbst und z.T. aus der Tatsache, dass unser Körper solch hochwertiges Wasser in dieser Menge noch nicht kennt und sich entsprechend umstellen muss. Alle mir bekannten SIW-Mittel enthalten weitere Zusätze. Die Wirkung dieser Zusätze ist für die Wirksamkeit der Mittel nicht maßgebend. Aber nur so erfüllen sie die Anforderungen des Gesetzgebers an Reinigungsmittel, Körperpflegemittel oder Nahrungsergänzungen, so dass das Einsatzgebiet auch auf den jeweiligen Etiketten angegeben werden darf. So wird auch vermieden, dass Super-ionisiertes Wasser mit herkömmlichem Wasser verwechselt wird und pur getrunken oder unverdünnt für Pflanzen und Tiere verwendet wird. Wenn man die SIW-Nahrungsergänzung aus versehen einmal pur (unverdünnt) zu sich genommen haben sollte, trinkt man einfach eine große Menge stilles Wasser hinterher, dann wird die starke Wirkung gemildert. Vom Prinzip her kann es nicht schaden, nur wird der Körper vermutlich eine große Menge an Reinigungsreaktionen in Gang setzen, die einen für eine gewisse Zeit ziemlich schlapp werden lassen oder einem durchaus mal grippeähnliche Symptome bescheren können. Für den Körper ist es meist eine willkommene Reinigungsmöglichkeit, aber für einen selbst doch etwas zu heftig. Um diese Reaktionen besser steuern zu können, empfehle ich, die angegebenen Verdünnungsverhältnisse unbedingt einzuhalten.

Für die Einnahme gibt es bisher ein Mittel als Zusatz für Trinkwasservorräte und eine flüssige Nahrungsergänzung. Der Trinkwasserzusatz hält in erster Linie das Wasser frisch und sauber. Er ist nicht auf besondere Wirkungen im Körper ausgerichtet. Der Nahrungsergänzung sind Mineralien und Saponine (pflanzliche Stoffe aus Wild Yam) beigegeben worden, um die natürliche reinigende Wirkung des Wassers zu unterstützen. Beide Mittel sollten nach Anweisung verdünnt angewendet werden.

Die Umstellung

Wenn Sie beginnen, Ihr tägliches Trinkwasser mit Super-ionisiertes Wasser anzureichern, kann es zu verschiedenen Umstellungssymptomen kommen. Das hängt damit zusammen, dass durch das Trinken reinen energetischen Wassers alle Stoffwechselvorgänge leichter ablaufen und der Körper ggf. nachholt, was zuvor nur eingeschränkt möglich war. Typische Umstellungsreaktionen, die für ein paar Tage auftreten können sind:

- verstärktes Durstgefühl: trinken Sie einfach so viel stilles Wasser, über den Tag verteilt, bis der Durst gestillt ist. Der Körper regelt damit seinen Bedarf und es kommt wieder Bewegung in Ihren Stoffwechsel. Wichtig: Die Tagesportion der SIW-Nahrungsergänzung sollte dabei nicht erhöht werden.

- trockene, schuppige oder unreine Haut: am besten auch das SIW-Duschbad und ggf. die SIW-Creme benutzen, dann geht es erfahrungsgemäß schneller vorbei.

- dünner Stuhlgang: hier kann man bei Bedarf Heilerde oder Flohsamenschalen einnehmen, um dem Darm die Reinigung zu erleichtern. Bitte lassen Sie sich hierzu fachkundig beraten.

- Müdigkeit: gönnen Sie sich bei Bedarf einfach etwas mehr Schlaf, Ihr Körper kann es jetzt besonders gut brauchen. Auch ein Energiezuwachs kann zu Anfang müde machen, weil der Stoffwechsel sich neu ausbalancieren muss.

- kurzes Aufflackern alter Beschwerden. Viele der Erkrankungen, die man durchlaufen hat, sind zwar beschwerdefrei, aber nicht auf allen Ebenen ausgeheilt. Durch Energiezufuhr und besseren Energiefluss im Körper können auch die letzten Reste solcher Erkrankungen ausheilen, wobei sie sich kurzfristig nocheinmal bemerkbar machen. Mit viel stillem Wasser und ggf. einer Extradosis Mineralstoffen bilden sich diese „Heilreaktionen" im Allgemeinen schnell zurück. Bei Unsicherheiten konsultieren Sie am besten einen naturheilkundlichen Arzt oder Heilpraktiker und sagen ihm, dass sie gerade eine Trinkkur durchführen. Nur so kann er die Symptome richtig beurteilen.

Eine wirkliche Unverträglichkeit von Super-ionisiertem Wasser habe ich bisher nicht erlebt und halte sie auch für sehr unwahrscheinlich. Was oft – auch bei naturheilkundlichen Mitteln – für Unverträglichkeit gehalten wird, ist lediglich der Beginn einer Reinigungsphase, die verstärkt abläuft, weil sie vorher in Teilen eingeschränkt war. Prinzipiell ist nichts enthalten, was als Allergie auslösend oder sonst irgendwie unverträglich bekannt wäre. Sollten Sie dennoch vor oder während des Trinkens der SIW-Nahrungsergänzung unsicher sein, lassen Sie sich am besten von Ihrem naturheilkundlichen Arzt oder Heilpraktiker beraten, auch der Rat eines guten Gesundheits- oder Ernährungsberaters kann hilfreich sein.

Die Wirkung von SI-Wasser im Stoffwechsel

Die Wirkungen von Super-ionisiertem Wasser im Stoffwechsel sind vielseitig.

- Die größte Bedeutung, die Super-ionisiertes Wasser oder entsprechende Produkte im Stoffwechsel haben, ist die, dass keine Schadwirkung von Ihnen ausgeht. Allein die Umstellung von herkömmlichen Getränken, Körperpflege- und Reinigungsmitteln auf diejenigen, die mit SI Wasser hergestellt wurden und damit indirekt Belastungen reduzieren, können eine Vielzahl positiver Effekte nach sich ziehen. Da der Körper ständig eine gewisse Menge an Giften und Stoffwechselresten ausscheidet, wird die Bilanz an Schad- und Nährstoffen im Körper von Tag zu Tag günstiger.
  Diese Wirkung wäre theoretisch auch mit den bekannten biologischen Mitteln zu erreichen.

- Dann gibt es den zweiten Aspekt, den der aktiven Reinigung. Das SI-Wasser ist so beschaffen, dass es bestehende Verunreinigungen im Körper wesentlich leichter löst, als es von normalem Wasser bekannt ist. Dies hat mit der niedrigen Oberflächenspannung und der harmonischen und hochenergetischen Wasserstruktur zu tun, die leichter mit fremden Stoffen Verbindungen eingehen können, als ein Wasser, das von sich aus schon belastet ist und keine überschüssige Energie mehr mitbringt. Auch die pH-Balance, die durch den Einsatz von Super-ionisiertem Wasser wieder leichter eingestellt werden kann, trägt zur Reinigung bei.

- Der dritte Aspekt ergibt sich daraus, dass auch die Sauerstoff- und Energiebilanz des Körpers von Tag zu Tag günstiger wird, da durch die reduzierte Belastung von Schadstoffen und Energie verzehrendem Wasser für den Körper mehr Energie, Sauerstoff und Nährstoffe übrig bleiben. Durch diese überschüssige bzw. wieder auf den erforderlichen Bedarf angehobene Versorgung kann sich der Körper wieder all den Vorgängen widmen, die er mangels freier Kapazität über lange Zeit zurückstellen musste. Die natürliche Entschlackung, Entgiftung und die Produktion von kristallinem Wasser für die Zellen kann Stück für Stück wieder auf das normale, ursprüngliche Niveau angehoben werden. Jedes Lebewesen kann mit Hilfe des Stoffwechsels selbst aus einfachem

Ausgangswasser kristallines Wasser herstellen, benötigt dafür aber viel Energie. Mit zunehmendem Alter bzw. durch zunehmende Belastungen erschöpfen sich die Energiereserven, der Körper wird in seiner Funktion eingeschränkt und kann gesundheitliche Beschwerden, Energiemangel oder auch optische Veränderungen hervorbringen. Dies wären z.B. eine unförmiger werdende Figur, disharmonische Gesichtsproportionen, die Zunahme von Warzen, Leber- und Altersflecken, Haarausfall oder dünner werdendes Haar. So kann man entweder bei auftretenden Symptomen beginnen, das Wasser in einer optimierten Form, z.B. mit Super-ionisiertem Wasser versetzt, zu sich zu nehmen oder aber dies bereits in jungen Jahren tun, damit der Körper von vornherein sein Energieniveau aufrecht erhalten kann.

- Als vierter Aspekt wäre die energetische Zellfunktion zu nennen. Durch die erhöhte bzw. qualitativ verbesserte Versorgung mit kristallin strukturiertem Wasser kann der Körper wieder an die energetische Schablone des biologischen Bauplanes angekoppelt werden, wodurch die Strukturen und Impulse wieder korrekt aufgenommen und übertragen werden. Das Aussehen und die Beschaffenheit der Haut sowie der Zustand der inneren Organe und des Bindegewebes können dadurch nach und nach wieder regenerieren. Man bekommt eine ganz andere Ausstrahlung.

Die Wirkung nach einer Kur

Nach einer SIW-Trinkkur ist das Körperwasser meist für längere Zeit gut strukturiert und trägt selbst zu diesem Erhalt bei. Wenn es wieder zu Neubelastungen kommt, würde der Körper auf Dauer wieder Struktur einbüßen. Das bedeutet also, dassSie nach einer mehrmonatigen Trinkkur mit SI-Wasser nicht automatisch für einige Jahre beschwerdefrei sein werden, aber je länger sie auf die Zufuhr reinen energetischen Wassers achten, desto länger wird die positive Nachwirkung andauern. Je höher die Qualität Ihres Basistrinkwassers ist, aus dem Sie beispielsweise auch Kaffee, Tee oder Suppen zubereiten, umso leichter machen Sie es Ihrem Körper, gesund zu werden und zu bleiben.

Die Hautpflege

Im Ökosystem der Haut wurden über 40 verschiedene Mikroorganismen entdeckt. Dazu gehören die Gruppen Mikrokokken, Staphylokokken, Propionibakterien, aerobe koryneforme Bakterien, Escherichia Coli, Enterobakter, Pseudomonas u.a. Sie leben in einer Symbiose mit dem Menschen und wirken in ihren komplexen Funktionen gewissermaßen als Stoffwechseleinheiten der Haut. Wenngleich die Bedeutung dieser unterstützenden Mikroorganismen noch nicht erschöpfend erforscht wurde, kann aus naturheilkundlicher und empirischer Sicht die Notwendigkeit dieses biologischen Ökosystems Haut klar aufgezeigt werden. Jegliche Art von Hautunreinheiten, Juckreiz, Hauttrockenheit, Ekzemen, überschüssiger Talgbildung und Kontaktallergie geht mit einem gestörten oder zumindest eingeschränkten Hautmilieu einher. Dieses Milieu durch Anwendung von herkömmlichen „Pflegecremes", medizinischen Salben oder gar Antibiotika ins Gleichgewicht bringen zu wollen, ist nicht sehr aussichtsreich. Auch herkömmliche Duschbäder, Badezusätze und Körperlotion wirken bei Hautproblemen zumeist gegen das Milieu, trotz z.T. vordergründiger Erleichterung. Sie wirken eben nur symptomatisch, können aber das Milieu erneut durch ungeeignete Roh- oder Zusatzstoffe belasten.

Die Abwärtsspirale der „Pflegemittel"

Kosmetik hat mit natürlicher Körperpflege heute (leider) kaum noch etwas zu tun. Die Haut soll gut aussehen, mögliche Beeinträchtigungen des Hautstoffwechsels nimmt man – oft unwissend – zumeist billigend in Kauf. Worauf sollte man als bewusster Verbraucher nun achten?

Kosmetikzutaten, die aus Erdöl gewonnen werden gehören m.E. nicht in eine natürliche hochwertige Körperpflege. Das sind: Vaseline (Petrolatum), mikrokristallines Wachs (microcristalline Wax), Paraffinöl (Mineral Oil, Paraffinum liquidum) und Erdwachs (Ceresin, Ozokerite) sowie synthetische Farb-, Duft- und Konservierungsstoffe. Die meisten Düfte werden heutzutage synthetisch aus Erdöl hergestellt, Pflanzen und Blüten werden kaum noch verwendet.

Problematisch sind oft auch die PEGs (Polyethylenglycol, Ausgeschrieben enthalten sie die Silbe „eth", wie z.B. Sodium-Laureth-Sulfat, SLS). Diese Stoffe werden überwiegend aus giftigem Gas gewonnen (Ethylenoxyd), das auch als chemischer Kampfstoff eingesetzt wird (46). Auf der Haut wirken sie zumeist austrocknend, was im Gegenzug durch fetthaltige Stoffe oder Glycerin ausgeglichen werden soll. Im SIW-Shampoo und SIW-Duschbad befindet sich derzeit noch eine kleine Menge Sodium-Laureth-Sulfat. Sie enthalten ca. 10% von der sonst üblichen Menge. Das SLS belastet allerdings durch die Anwesenheit des Super-ionisierten Wassers die Haut und die Umwelt nicht mehr. Im Rahmen einer Produktionsumstellung und der Anpassung an die europäische Situation wird diese Substanz in absehbarer Zeit nicht mehr enthalten sein. Die SIW-Creme wurde bereits entsprechend umgestellt.

Der pH-Wert herkömmlicher Kosmetik ist meist sehr niedrig, zwischen 5 und 6, weil dies mit einem sog. „Säureschutzmantel" der Haut begründet wird. Dieser Schutzmantel ist jedoch viel mehr ein Fettschutzmantel, der u.a. Fettsäuren enthält, die vom Körper ausschieden wurden. Ein Körper, der sich in der pH-Balance befindet, wird eher einen schwach sauren oder neutralen Haut-pH-Wert haben, während ein übersäuerter Körper eher einen überwiegend sauren Haut-pH-Wert hervorbringt. Dementsprechend ist es nicht sinnvoll, weitere saure Stoffe auf die Haut aufzubringen. Denn der saure pH-Wert herkömmlicher Kosmetik kann zur verstärkten Schlackenbildung (Versalzung von Säuren) führen, wodurch die Haut austrocknet und von der Anwendung „pflegender" Mittel abhängig wird. Natürliche Pflegekosmetik hingegen, die durchaus pflanzliche Fettsäuren oder einen geringen Anteil an Fruchtsäuren enthalten darf, kann vom pH-Wert ruhig mal etwas niedriger liegen, da der Körper sie meist ohne belastende Schlackenbildung umwandeln kann.

Den Kreislauf durchbrechen

Eine gesunde Haut braucht nichts weiter als sauberes Wasser und ein ausgeglichenes Milieu. Dieses Milieu aufrecht zu erhalten bedarf es in erster Linie dem weitestgehenden Weglassen ungeeigneter „Pflegemittel" und belasteter Nahrungsmittel. Das Milieu wieder herzustellen, bedarf es der ausschließlichen Verwendung natürlicher Kosmetikzutaten, naturbelassener Lebensmittel und einer guten Reinigung und Wiederherstellung des Milieus, wie es durch Super-ionisiertes Wasser geschieht. Dieses Wasser enthält keine belastenden Substanzen,

unterstützt die natürliche pH-Balance der Haut, ihren Energiehaushalt und die Bildung der wichtigen aufbauenden Mikroorganismen. Wie direkt die Auswirkungen der Anwendung von Super-ionisiertem Wasser auf das Milieu sind, kann jeder spüren, der empfindliche Haut hat. Juckreiz geht meist unmittelbar zurück, Trockenheit reduziert sich, Spannungsgefühle gehen zurück und die Haut kann wieder „atmen". Manchmal wird die Haut bei der Umstellung auf die Pflege mit Super-ionisiertem Wasser zunächst etwas trockener und manchmal auch etwas schuppig. Dies liegt daran, dass die über Jahre und Jahrzehnte in die Haut eingelagerten belastenden „Pflegestoffe" zunächst einmal herausgelöst und neutralisiert werden müssen, aber nicht mit einem Mal völlig entfernt werden können. Je öfter Sie Präparate mit Super-ionisiertem Wasser anwenden, desto schneller haben Sie diese Phase überschritten und können erleben, was gesunde weiche Haut wirklich bedeutet. Eincremen wird überflüssig!
Auch bei der Haarwäsche kann sich das Haar zunächst etwas spröde anfühlen. weil es nicht mit Hilfsstoffen „künstlich" geglättet wird. Gegebenenfalls können Sie für den Übergang eine milde Haarkur verwenden, z.B. aus Olivenöl, Eigelb und Honig, jeweils einen Esslöffel voll.

Super-ionisiertes Wasser und Gewichtsreduktion

Die innere und äußere Anwendung von Super-ionisiertem Wasser ist eine gute Unterstützung, um Übergewicht und Cellulite (Orangenhaut) entgegenzuwirken. Beide Symptome resultieren aus einer eingeschränkten Stoffwechseltätigkeit, die umkehrbar ist. Betrachten wir zunächsteinmal die Ursachen von Überwicht und Cellulite. Die Ursachen für beide Symptome liegen

- in der Zufuhr schlackenbildender und (gift-)belasteter Nahrungsmittel und Getränke
- im Mangel an Zufuhr von sauberem und energiereichem Wasser bei gleichzeitiger vermehrter Wassereinlagerung
- im Mangel an Sauerstoff und Nährstoffen
- im Mangel an Struktur – die wir im Idealfall über naturbelassene Nahrung und gutes Trinkwasser aufnehmen, sowie über die Verbindung des Zellwassers zur „kosmischen Energie".

sowie daraus folgernd:

- in einem verschlackten und „versulzten" Bindegewebe und Gewebswasser
- der Bildung und Ablagerung von Fettgewebe zum Abkapseln von Schadstoffen
- einem eingeschränktem Eiweißstoffwechsel
- verdicktem und verklumptem Blut und Lymphe
- übermäßiger Bildung freier Radikale, die Blutgefäße und Bindegewebe schädigen können
- Durchblutungsstörungen
- einem Zellwasser, dessen Struktur kontinuierlich abnimmt und die Verbindung zur biologischen „Blaupause" nicht mehr optimal aufrechterhalten kann.

Beide Symptome, Übergewicht und Cellulite, gleichen der Entwicklung von einem Biotop in eine Sondermülldeponie, mit allen dazugehörigen Faktoren. Dass dieser Zustand sogar einen entsprechenden unangenehmen Geruch ausbildet, kann man an den Ausdünstungen des Körpers bemerken, wie unangenehm riechender Schweiß, Blähungen oder Mundgeruch.

Dieser Zustand ist bei weitem kein kosmetisches Problem sondern bedarf der ganzheitlichen Sanierung. Wenn man es richtig angeht, ist es nicht einmal aufwendig, braucht allerdings ein wenig Geduld, damit der Körper nach und nach alles Erforderliche umsetzen kann.

Super-ionisiertes Wasser ist für die Regeneration des Gewebes besonders hilfreich, weil es die wichtigsten benötigten Faktoren zur Verfügung stellt, bzw. deren Verfügbarkeit erhöht: sauberes Wasser, Energie bzw. Struktur sowie Sauerstoff. In der Folge können sich dann auch die übrigen Aspekte wieder einstellen, wie Erhöhung der Nährstoffversorgung und der Ausgleich des Milieus und der Mikroorganismen.

Auf dieser Basis können dann für die Cellulite ergänzend kosmetische Produkte eingesetzt werden, soweit dies erforderlich erscheint. Als Basispflege verwendet man idealerweise Produkte, die SI-Wasser enthalten. Als zusätzliche gezielte Pflege, wie sie z.B. für die Behandlung von Cellulite angeboten wird, können auch Spezialprodukte verwendet werden. Leider ist die Umsetzung oft problematisch, weil die meisten Standardprodukte Stoffe enthalten, von denen wir den Körper eigentlich gerade entlasten wollen. Siehe auch Kapitel „Die Hautpflege". So empfehle ich entweder naturbelassene Pflegemittel oder die Anwendung von SI-Wasser direkt auf der Haut.

Auch eine Mischung von beidem ist sinnvoll.

Ein weiterer Aspekt, der vor allem bei Übergewicht unterstützend ist, ist die Tatsache, dass die regelmäßige Einnahme von SI-Wasser den Energiehaushalt so entlastet und unterstützt, dass Heißhungerattacken reduziert werden können. Dies resultiert aus der besseren Verwertung der Nahrung und der direkten Energiezufuhr durch SI-Wasser. Belastungen der Organe bzw. der daraus entstehende Mangel an Energie sind der Hauptgrund für die zuvor erhöhte Nahrungsaufnahme und das Entstehen eines unnatürlich ausgeprägten Hungergefühls.

Wenn Sie eine SIW-Trinkkur zum Abnehmen durchführen möchten, sollten Sie wissen, nach welchem Muster die Gewichtsreduktion geschieht. Der Stoffwechsel balanciert der Reihe nach die verschiedenen Regulationssysteme aus bis man dann irgendwann auch optisch und auf der Waage den Erfolg sieht. Je nach Art der Belastung kann die Reihenfolge dieser Regulation sich ändern.

1. Ausgleich des Wasserhaushaltes:

Wenn Sie beginnen, mindestens 2l sauberes und energiereiches Wasser pro Tag zu trinken, kann es sein, dass Ihr Körper es zunächst einmal einlagert und sie an Gewicht zunehmen. Dieser Zustand ist nicht von Dauer. Er hilft Ihrem Stoffwechsel, sich zu reinigen und ist die Voraussetzung dafür, sauberes „Spülwasser“, sicherzustellen. Das überschüssige oder verbrauchte Wasser wird zeitversetzt wieder ausgeschieden.

2. Ausgleich des Energiehaushaltes:

Zum Abnehmen wird Energie benötigt. Wenn Sie abnehmen wollen, brauchen Sie eine hohe Nährstoffversorgung, um all die jahrelang zum Erliegen gekommenen Stoffwechsel- bzw. Reinigungsfunktionen wieder aufnehmen und ausführen zu können. Das bedeutet, dass Sie sich bevorzugt von Obst und Gemüse ernähren sollten, soviel Sie möchten und je mehr desto besser. Frei nach der Trennkost-Regel: Rohes nur am Vormittag, ab Mittag nur noch gedünstet. Fastfood, Fertiggerichte und Süßigkeiten sollten Sie nur noch in Ausnahmefällen zu sich nehmen, da diese mehr Lebensenergie verbrauchen, als sie liefern.

3. Regulation des Verdauungssystems:

Für den nachhaltigen Erfolg sollten Sie den Zustand Ihres Darmes unterstützen. Erst dann kann sich die wichtige Darmflora und damit auch der Stoffwechsel wieder regenerieren. Regelmäßige Einläufe des Darmes oder eine Hydrocolontherapie sind sehr wirksam, sowie Präparate mit Mikroorganismen. Auch das Trinken von SI-Wasser unterstützt das Verdauungssystem. Wenn Sie bis 17 Uhr täglich die letzte Mahlzeit zu sich nehmen, können Sie die Gewichtsreduktion deutlich beschleunigen. Danach sollten Sie nur noch trinken, z.B. stilles Wasser oder Gemüsebrühe.

4. Ankurbeln von Kreislauf und Sauerstoffversorgung:
Um die Grundenergie Ihres Körpers zusätzlich zu erhöhen, ist Bewegung das A und O. Die besten Sportarten sind diejenigen, die den ganzen Körper gleichmäßig bewegen und im aeroben Bereich ausgeführt werden, also ohne Entstehung von Sauerstoffmangel, wie es z.B. beim Joggen schnell passiert. Gut geeignet sind: Trampolin Wippen auf einem weich gefederten Gerät, Schwimmen in sauberen Seen oder ungechlorten Schwimmbädern, die Anwendung der Chi-Maschine (dabei wird der Körper im Liegen rhythmisch bewegt) sowie Radfahren und Rollerskating. Gemäßigtes Laufen, das Walking, ist ebenfalls sinnvoll. Ergänzend sind auch Bürstenmassagen sehr gut, um den ganzen Stoffwechsel zu aktivieren und vor allem stark belastete und schmerzende Stellen besser zu durchbluten.

5. Entlastung der Systeme:
Während der Kur sollten Sie jegliche Form belastender Substanzen auf ein Minimum reduzieren. Hierzu gehören u.a. das Rauchen und das Alkohol trinken. Die berüchtigte Gewichtszunahme, die nach dem Rauchen oft eintritt, erklärt sich meist durch Punkt 1 und 2 und ist bei richtiger Umsetzung nur von kurzer Dauer. Gleichzeitig kann es geschehen, dass der Körper alte Belastungen verstärkt ausscheidet, was zu kurzzeitigem Unwohlsein führen kann. Lassen Sie sich von einem naturheilkundlichen Arzt oder Heilpraktiker am besten ein Mittel verordnen, das die verstärkten Ausscheidungen im Körper bindet. Präparate mit Flohsamenschalen sind z.B. sehr günstig und unterstützen gleichzeitig den regelmäßigen Stuhlgang.

Wenn Sie diese Anregungen umsetzen, fühlen Sie sich wahrscheinlich schon allein durch die Umstellung wie ein neuer Mensch. Bis es zur Gewichtsreduktion kommt, ist dann meist nur noch eine Frage der Zeit. Wenn Sie die Grundregeln dieser Kur auch zukünftig beibehalten, brauchen Sie keine unkontrollierte Gewichtszunahme mehr zu befürchten.

Gezielte Entgiftung

Es gibt eine Vielzahl weiterer Anwendungsmöglichkeiten von SIW für die Unterstützung der Entgiftung des Körpers und die Umstellung der häufig vorliegenden eingefahrenen „Verhaltensmuster", speziell der Süchte. Diese resultieren letztendlich aus einem Ungleichgewicht des Stoffwechsels und des Energiehaushaltes. Der Psyche kommt hier ebenfalls ein wichtiger Anteil zu, wobei psychische Probleme meist ursächlich mit einem Energiemangel zusammenhängen. Bei einer ausgeprägten Suchtthematik sollte man die Entgiftung unter fachkundiger Betreuung eines Therapeuten oder in einer Klinik durchführen lassen. Auch, wenn der körperliche oder der psychische Zustand bereits geschwächt sind, empfehle ich eine professionelle Begleitung. Hierfür ist derzeit ein extrastarkes SI-Wasser in klinischer Erprobung, für das die Zulassung als Medikament angestrebt ist.

Hilfreich ist eine Entgiftungskur in Begleitung von Super-ionisiertem Wasser bei folgenden Themen:

- Raucherentwöhnung und -entzug
- Alkoholentwöhnung und -entzug
- Drogenentwöhnung und -entzug inkl. Medikamentenmissbrauch
- Kaffee- bzw. Koffeinentwöhnung und -entzug.

Die jeweiligen Zusammenhänge der einzelnen Gebiete beruhen auf den bereits umfangreich beschriebenen Prinzipien, weshalb ich mich hier auf ihre Aufzählung beschränke.

Super-ionisiertes Wasser und Krankheiten

Vielfach werde ich gefragt, welche Erkrankungen man mit Super-ionisiertem Wasser heilen kann. Diese Frage ist allerdings nicht ganz korrekt gestellt. Denn heilen kann der Körper sich nur selbst. Chemische Medikamente unterdrücken

Symptome bzw. „schalten sie aus", bewirken aber keine ganzheitliche Heilung, „natürliche Heilmittel" stärken den Körper in bestimmten Bereichen, so dass er besser funktioniert, Super-ionisiertes Wasser trägt zum Erschaffen und aufrecht Erhalten der Grundvoraussetzungen bei, die der Körper zum Leben und gesund bleiben braucht. Insofern können alle Erkrankungen durch den Einsatz von Super-ionisiertem Wasser in ihrem natürlichen Heilungsprozess unterstützt werden. Wenn Sie Ihrem Körper über Jahrzehnte hinweg kein sauberes und energiereiches Wasser mehr gegeben haben und er dadurch Mangel- oder Reinigungssymptome entwickelt hat, geschieht das ursächlich aus Wassermangel. Der Ausgleich dieses Mangels hat mit Medizin genauso wenig zu tun, wie frisches Gießwasser für vertrocknende Pflanzen. Da eine Vielzahl der Erkrankungen, die wir heute kennen, auf belastetes Grund- und Trinkwasser und daraus resultierende Vergiftungen und Mängel zurückzuführen sind, kommt der Wasserzufuhr im Rahmen einer Heilbehandlung eine besondere Stellung zu. Sie wird zur Voraussetzung für die Wirksamkeit von Naturheilmitteln! Wenn man bereits fortgeschrittene Erkrankungen hat, deren Ausgang vielleicht sogar fraglich ist, müssen Naturheilkunde, Schulmedizin und Versorgung der Grundbedürfnisse an energiereichem Wasser und Nährstoffen genau aufeinander abgestimmt sein. Hier darf man sich nicht mehr allein auf die Selbstregulation des Körpers verlassen. Wenn man allerdings einen erfahrenen Behandler hat, der die Reaktionen des Körpers einschätzen kann, können auch schwerwiegendere Erkrankungen mit einem Minimum an chemischer Medizin und gezielter Versorgung mit Wasser, Nährstoffen und naturheilkundlichen Maßnahmen erfolgreich behandelt werden.

Die Reorganisation des Körpers

Durch die Zusammenhänge des kolloidalen Systems, der Mikroorganismen und der Wasserqualität des Körpers wird deutlich, wie sehr ein Qualitätsmangel bereits eines dieser Systeme die Gesundheit schwächen kann. Gleichzeitig wird verständlich, dass sowohl diese Systeme als auch die Gesundheit insgesamt sich regenerieren bzw. reorganisieren können, wenn die Grundvoraussetzungen wieder stimmen. (Siehe Kapitel „Selbstregulation"). Je höher dabei die Wasser- und die Energiezufuhr, umso besser die Wirkung. Wenn diese Voraussetzungen sichergestellt sind und gleichzeitig eine Neubelastung vermieden wird, kann es zu einer systematischen Rückbildung von Beschwerden kommen. Denn allein das Weglassen der schwächenden Einflüsse zieht meist eine Verbesserung der Gesundheit nach sich, soweit sie nicht bereits massiv beeinträchtigt ist. Nachfolgend nun einige Symptome, die auf die positive Veränderung der Grundvoraussetzungen des Körpers besonders gut reagieren, wie sie insbesondere mit Super-ionisiertem Wasser erreicht werden kann. Im folgenden ist beschrieben, wie sich zunächst das Milieu des Körpers umstellt, wodurch der Körper dann die eigentliche Heilung hervorbringen kann.

- Das Trinken von gutem Wasser, das mit Super-ionisiertem Wasser angereichert wurde, trägt dazu bei, die Grundbedürfnisse des Körpers zu decken. Durch dieses saubere und energiereiche Wasser können alle Stoffwechselvorgänge wieder leichter ablaufen, die zuvor durch Wassermangel oder energiearmes Wasser entstanden sind.

- Durch die Unterstützung der pH-Balance im Körper wird das Milieu ausbalanciert, in dem die wichtigen Mikroorganismen gedeihen können, Enzyme und Nährstoffe produziert werden können und schädliche Mikroorganismen sich – nach Enderlein – in den unschädlichen Zustand zurückentwickeln können.

- Durch die Aufahme überschüssiger Elektronen von Nährstoffen und SI-Wasser können Schwermetalle im Körper auf natürliche Weise „neutralisiert" werden, d.h., ihre fehlenden Elektronen (meist zwei unbesetzte Plätze pro Atom) werden aufgefüllt. Dadurch verlieren die Schwermetalle ihre aggressive Wirkung und ihre Neigung, Radikale zu bilden. Diese Neigung besteht normalerweise darin, dass zur Neutralisierung des Elektronenmangels Nährstoffe hinzugezogen werden, die dann für den übrigen Stoffwechsel nicht mehr verfügbar sind. Sauerstoff kann z.B. auf diese Weise aggressiv werden. Darüber hinaus können die aggressiven Schwermetallatome bzw. Ionen die Blutgefäße schädigen, so dass der Körper verstärkt Cholesterin zum Kitten der Gefäßwände produziert. Dies geschieht meist dann, wenn bereits ein Vitamin-C-Mangel eingetreten ist, da dieses Gefäßschutz-Vitamin durch die radikalische Wirkung aus den Gefäßwänden herausgezogen wird. Durch das gleichzeitige Absinken des pH-Wertes hat der Körper einen erhöhten Kalziumverbrauch. Wenn auch dieser Bedarf nicht mehr gedeckt werden kann, wird das Kalzium aus den Knochen herausgezogen, die dann porös werden und eine Osteoporose ausbilden können. All diese Faktoren können wieder ins Gleichgewicht kommen, wenn der Körper genug Elektronen aus Nährstoffen oder aus Super-ionisiertem Wasser erhält.

- Ein weiterer Vorteil ist, dass die Schwermetallatome durch ihre Neutralisierung im Körper nicht mehr schädlich wirken und keiner besonderen Entgiftung mehr bedürfen. Das bedeutet, dass die auf diese Weise „entschärften" Schwermetalle wie auch andere unschädliche Bestandteile (z.B. der Nahrung) leichter vom Körper abtransportiert und ausgeschieden werden können. Dies wird insbesondere dadurch begünstigt, dass SI-Wasser die Schwermetalle mit einer Hülle umschließen kann. Selbst die Nieren können sich auf diese Weise problemlos des ursprünglichen Sondermülls entledigen. So erspart man dem Körper die zumeist anstrengende und belastende Ausleitung über die Leber, die oft Begleitsymptome nach sich zieht und das Energiesystem erheblich belastet.

- In diesem Zusammenhang wird auch deutlich, dass nicht die Schwermetalle selbst ein Problem darstellen, sondern ihr Ladungszustand, wenn er „positiv" ist. Dies ist der Grund, weshalb manche Menschen mit Schwermetallen im Körper kerngesund sind, während anderen das Leben zur Hölle wird.

- Wenn die Grundvoraussetzungen und -Bedürfnisse des Körpers gedeckt sind, wirken Schwermetalle nicht mehr schädigend!

- Wenn die Grundbedürfnisse des Körpers wieder gedeckt sind und (im Idealfall) keine neuen Belastungen mehr stattfinden, steigt auch der Sauerstoffgehalt des Blutes wieder merklich an. Dies liegt u.a. daran, dass gesundes Blut magnetische Eigenschaften hat und braucht, um Sauerstoff transportieren zu können. Diese Eigenschaften können durch die Anwesenheit von aggressiven ionischen Schwermetallen verändert sein. Wenn die Belastungen allerdings wieder ausbleiben, kann sich das magnetische Niveau des Blutes wieder ausbilden und der Sauerstoff wieder in alle Körperbereiche transportiert werden.

- Super-ionisiertes Wasser unterstützt den Energiehaushalt des Körpers, so dass mehr Energie für die einzelnen Stoffwechselvorgänge zur Verfügung steht. Dies ist vor allem für die Zellen wichtig, damit sie optimal mit Nährstoffen versorgt und von Abfallstoffen entlastet werden.

- Da auch die roten Blutkörperchen Zellen sind, die (in gesundem Zustand) mit kristallinem Wasser gefüllt sind, können sich hier weitere positive Ergebnisse zeigen. Rote Blutkörperchen führen im Normalfall kreisende Bewegungen aus und schwimmen frei im Blutserum herum. Wenn das kristalline Wasser in ihnen allerdings in seiner Qualität eingeschränkt ist, können sie nicht mehr kreisen und sich frei bewegen. Sie beginnen, zu verklumpen und sogenannte „Geldrollen" zu bilden. Auf diese Weise kommt es u.a. zu Einschränkungen in der Durchblutung und zur Thrombosebildung.
  Wenn der Körper durch das Erfüllen der natürlichen Voraussetzungen wieder ausreichend strukturiertes Wasser für die Versorgung der roten Blutkörperchen erhält bzw. bilden kann, können sich die Reaktionen auf die vorherigen Mangelzustände zurückbilden, das Blut wird wieder magnetisch, lebendig, dünnflüssig und sauerstoffreich. Siehe auch Kapitel „Checkliste Übersäuerung und Zustand der Körperflüssigkeiten" sowie „Analysen".

- Indem das Milieu durch die Umstellung der Grundvoraussetzungen ausbalanciert wird, kann die Besiedelung der Mikroorganismen und alle nachfolgenden Abläufe wieder ins Gleichgewicht kommen. Die aufbauenden Mikroorganismen sind vor allem an der Energieversorgung und der Enzymproduktion beteiligt sowie einer Vielzahl daraus resultierender Folgereaktionen. So können sie z.B. das sog. Adenosintriphosphat bilden, was für die Steuerung der Natrium-Kalium-Pumpe zuständig ist, die für die Versorgung der Zellen und die Entsorgung ihrer Abfallstoffe zuständig ist.

- Super-ionisiertes Wasser unterstützt die natürlichen Voraussetzungen, damit sich Ablagerungen in den Blutgefäßen auflösen können. Die häufigsten Ursachen für Durchblutungsstörungen sind Cholesterin-, Fett- und Kalkablagerungen, die aus Übersäuerung, Vergiftung, Nährstoff- und Energiemangel resultieren sowie einer fehlgesteuerten Ionisierung der abgelagerten Stoffe. Wenn diese sich lösen, können die Blutgefäße wieder elastischer und stabiler werden, so dass sich die Durchblutung wieder normalisiert. Auch Gallen- und Nierensteine können zu Schlamm umgewandelt und ausgeschwemmt werden.

- Durch seine Eigenschaft, Fette zu binden, kann Super-ionisiertes Wasser im Körper einer Vielzahl von Symptomen entgegenwirken. Fette binden im Allgemeinen Gifte, weshalb sie einen Schutz vor Belastung bilden und sich nicht so leicht auflösen lassen. Da das Super-ionisierte Wasser sowohl Gifte neutralisieren als auch sich mit Fetten verbinden kann, ist es für die Lösung dieser Probleme prädestiniert. Bereiche, die besonders unter übermäßiger Fett- oder auch Talgbildung leiden (z.B. bei übermäßigem Alkoholkonsum oder Vergiftung) sind die Blutgefäße (Bildung von Ablagerungen), das Gehirn (Symptome des Nervensystems), die Leber (eingeschränkte Entgiftungstätigkeit) und das Fettgewebe sowie Haut und Kopfhaut (Einschränkung des Hautstoffwechsels).

Veränderungen bei Krebserkrankungen

Nach Egmont R. Koch ist Krebs ein Industrieprodukt. Laut WHO (der Welt-Gesundheits-Organisation) sind von rund 63.000 chemischen Substanzen 7.000 krebserregend. Diese Gifte zerstören Teile des biologischen Milieus im Körper wodurch es zu vielfältigen Ausfällen und Regulationsstörungen kommen kann. 99% aller krebserregenden Stoffe sind fettlöslich (47).

Im Folgenden möchte ich Ihnen einige grundlegende Zusammenhänge der Zustände aufzeigen, welche in krebserkranktem Gewebe vorherrschen, um daraus die Bedingungen einer guten Gesundheit ableiten zu können. Die jeweiligen Ansätze beziehen sich auf die Zellen bzw. das Zellwasser und seine Struktur, die insbesondere bei Krebserkrankungen eine Bedeutung zu haben scheinen.

- Nach Karl Trincher entsteht die unkontrollierte Vermehrung von Krebszellen durch die Zerstörung der Strukturen des kristallinen Zellwassers. Dies geschieht z.B. durch den Einfluss von radioaktiver Strahlung oder vergiftetem bzw. nicht oder nur gering strukturiertem (Trink-)Wasser, wie wir es heutzutage überwiegend vorfinden. Sowohl die Einwirkung nicht-strukturierten Trinkwassers als auch das bereits beeinträchtigte Zellwasser können einen Reiz darstellen, der die Zellen zu vorzeitiger Teilung zwingt und damit die Lebensdauer der Zellen verkürzt. Es gibt Studien, die aufzeigen, dass 90% der Krebsarten durch Chemikalien verursacht werden, wie sie durch den Wasserkreislauf in das Trinkwasser, die Nahrungsmittel und das Waschwasser geraten können.

- Nach Cyril W. Smith wirken neben den Schadstoffen selbst auch deren energetische Informationen schädigend, da auch sie die Wasserstruktur beeinträchtigen. Allergiker reagieren beispielsweise selbst dann allergisch, wenn sie mit Wasser in Kontakt kommen, das lediglich den Schwingungen der Allergie auslösenden Stoffe ausgesetzt wurde. Diese Reaktionen traten auch dann auf, wenn das Wasser nicht direkt berührt wurde sondern sich in einem Gefäß befand, das die Probanden in der Hand hielten.

- Der koreanische Wissenschaftler Mu Shik Jhon hat mit Hilfe der NMR-Methode (Kernspintomografie) gesundes Zellwasser mit dem von Krebszellen und den Zellen von AIDSkranken verglichen und deutliche Unterschiede in den Strukturen festgestellt. Durch die Anwendung Wasser strukturierender Maßnahmen konnte er das Milieu der erkrankten Zellen positiv beeinflussen. Er schlägt Wasser strukturierende Maßnahmen als ein Mittel der modernen ganzheitlichen Therapie vor.

- Die Erkenntnisse verschiedener Forscher zusammenfassend stellt Mikesell fest, dassim Zellwasser eines gesunden Gewebes folgende Bedingung vorherrschen:
  - strukturiertes Wasser
  - aerober Stoffwechsel (unter Einfluss von Sauerstoff)
  - basischer pH-Wert
  - hoher Kaliumspiegel
  - niedriger Natrium- und Kalziumgehalt.

  In sich teilenden Zellen sowie in Zellen, die sich in einem toxischen oder Krebszustand befinden, findet man folgende Bedingungen:
  - unstrukturiertes Wasser
  - anaerober Stoffwechsel
  - saurer pH-Wert
  - niedriger Kaliumspiegel
  - hoher Natrium und Kalziumgehalt.

- Empirische Untersuchungen haben gezeigt, dass gesunde (Nicht-Nerven-)Zellen eine elektrische Spannung von 70-100 mV (Millivolt) haben. In einem geschwächten Zustand fällt die Spannung auf 60 mV, während die Zelle bei 30 mV oder weniger entartet oder stirbt. Bei Krebszellen und -Geschwüren wurde eine Spannung von 30 mV oder weniger vorgefunden. Basische Nahrungsmittel haben zumeist eine Spannung von 70 oder mehr mV, wodurch das biologische Milieu gestärkt wird. Die Zellen des Herzens fallen niemals so stark in der Spannung ab, so dass dieses Organ nicht an Krebs erkranken kann. Körperliche Untersuchungen von Krebspatienten haben gezeigt, dass Krebs sich in denjenigen Körperbereichen entwickelt, die die niedrigste Spannung aufweisen. Es ist zu vermuten, dass die Ladung der Zelle und die Struktur des Wassers voneinander abhängig sind.

- Es ist bekannt, dass gesunde Zellen außen negativ geladen sind. Kranke Zellen haben ein geschwächtes Energiepotenzial, wodurch die Abstoßungskräfte nicht mehr stark genug, so dass beispielsweise die roten Blutkörperchen aneinanderkleben und charakteristische „Geldrollen“ und andere Phänomene ausbilden können. Dadurch werden die Durchblutung und damit die Sauerstoffversorgung des Körpers eingeschränkt. Die Dunkelfeldmikroskopie ist hierfür ein geeignetes Diagnosemedium.

Diese Beispiele zeigen auf, wie wichtig die Struktur und die Energie des Zellwassers für die Gesundheit ist. Sicherlich ist das alleinige Trinken eines sauberen und strukturierten Wassers kein ausreichender Schutz vor einer (Krebs-)Erkrankung oder gar eine sichere Therapie. Ich halte es jedoch für eine grundlegende Maßnahme, die die Basis für körperliche Gesundheit und das Zusammenwirken aller gesundheitsfördernden Faktoren bildet. Die Wahrscheinlichkeit einer Erkrankung müsste nach meiner Einschätzung auf diese Weise deutlich gemindert sein und eine bestehende Erkrankung noch besser auf die jeweilige Therapie ansprechen. Als Grundlage aller Therapieformen scheint mir das Trinken hochwertigen energiereichen Wassers deshalb unverzichtbar.

Super-ionisiertes Wasser und Infektionskrankheiten

Seit AIDS, BSE und SARS überkommt einen doch ab und zu mal das ungute Gefühl, sich vielleicht ebenfalls anstecken zu können. Leider wird immer nur ein riesiges Getue um Früherkennung, Erste-Hilfe-Maßnahmen und Behandlung gemacht, was aber vor Ansteckung schützt, hört man kaum:

„Bekämpfe nicht die Krankheit sondern stärke die Gesundheit".
Volksweisheit

Die beste Abwehr ist immer noch ein gut funktionierendes und unbelastetes Immunsystem. Welche Faktoren zum Erhalt eines gesunden Immunsystems gehören, wissen Sie jetzt: reines, energiereiches, gut strukturiertes Wasser, ausreichend Nährstoffzufuhr, ein gesundes Verhältnis der Mikroorganismen im Körper und das weitestgehende Vermeiden von Schadstoffen im Körper sowie regelmäßige Bewegung an frischer Luft, Sonnenlicht und ausreichend Schlaf. Wenn man sich dennoch eine Infektionskrankheit zuziehen sollte, kann man zumeist mit natürlichen oder naturheilkundlichen Basismaßnahmen und begleitenden Anwendungen gute Unterstützung leisten, da die Selbstregulation des Körpers (noch) aktiv ist. Komplikationen sind dann um ein Vielfaches unwahrscheinlicher, als in einem immun- oder reaktionsschwachen Körper. Welche Folgen es haben kann, wenn man die Gesetzte der Natur nicht berücksichtigt, zeigen uns insbesondere die Tierseuchen, wie die Schweine- und Geflügelpest, die immer wieder unsere Viehwirtschaft heimsuchen. In der Massentierhaltung werden Antibiotika bereits vorbeugend eingesetzt, da Erkrankungen und Ansteckung der Tiere in den Massenkäfigen sonst unvermeidlich wären. Diese Methoden resultieren aus wirtschaftlichen Gründen und der Tatsache, dass heutzutage kaum noch jemand bereit ist, für hochwertige Lebensmittel einen angemessenen Preis zu bezahlen.

Das Ausbrechen einer solchen Pest bedeutet, dass die vorbeugenden Mittel nicht mehr greifen und akute Maßnahmen entweder zu spät kommen oder wirkungslos sind. Wenn man diese Vorgänge kritisch hinterfragt muss man feststellen, dass durch die regelmäßige Einnahme der Antibiotika das Immunsystem der Tiere massiv beeinträchtigt sein muss. Durch den Verzehr von Fleisch aus Massentierhaltung kann auch unsere Darmflora auf Dauer beeinträchtigt werden, das Immunsystem geschwächt werden und die Mikroorganismenbesiedelung entgleisen. Wenn wir selbst Antibiotika einnehmen oder Nahrungsmittel mit chemischen Konservierungsstoffen essen, ist die Wirkung natürlich noch direkter. Anstatt nun das innere Milieu der Tiere und der Menschen – die gesunden Mikroorganismen und die pH-Balance – systematisch wieder aufzubauen bzw. zu erhalten, wird in allen akuten Fällen, egal ob „Tier-" oder „Menschenpest" (SARS u.a.) mit „Desinfektionsmitteln" aller Art gearbeitet (innerlich und/oder äußerlich). Jeder, der sich in einer solchen Situation "desinfiziert", tötet damit auch noch die letzten aufbauenden Mikroorganismen ab, die uns hätten schützen können. Zugegebener Maßen sind die meisten Menschen bereits vorher schon so belastet, dass diese Art der Behandlung oft die „sicherere" Schutzmaßnahme ist und schneller wirkt, als der Wiederaufbau der guten Mikroflora. Auch ich empfehle meinen Patienten in wirklichen Notfällen schon mal, ein Antibiotikum einzunehmen, ehe ich ein Risiko eingehe. Aber danach muss der Darm und die gesamte Mikroflora des Körpers unbedingt wieder aufgebaut werden! Wenn wir das nicht tun, werden wir von Mal zu Mal anfälliger und widerstandsloser. Wenn man jedoch schon vorbeugend seine Mikroflora gesund erhält und stärkt, ist man wesentlich weniger gefährdet.

Super-ionisiertes Wasser und Radioaktivität

Radioaktive Strahlung, auch ionisierende Strahlung genannt, entsteht durch einen Überschuss an Protonen und Neutronen bzw. einem relativen Mangel an Elektronen in den Atomen einer radioaktiven Substanz. Super-ionisiertes Wasser kann eine große Menge an Elektronen zur Verfügung stellen ohne dass es zu einem Mangel in den Wassermolekülen kommt. Deshalb soll es Radioaktivität direkt und indirekt neutralisieren können. Im Versuch mit einem Geigerzähler soll die direkte Wirkung demonstriert werden können. Da ich mich bis zur Drucklegung des Buches noch nicht persönlich von dieser Wirkung überzeugen konnte, möchte ich mich in diesem Kapitel auf die Beschreibung der indirekten Unterstützung konzentrieren. Hinzu kommt, dass das SIW-Ausgangswasser extrem viel stärker wirkt, als die SIW-Produkte zur Anwendung. Diese sind individuell dem jeweiligen Bedarf angepasst. Ob und wie stark nun die SIW-Nahrungsergänzung und die anderen Produkte einer radioaktiven Strahlung entgegenwirken können, muss noch überprüft werden, evtl. braucht es hierfür eine spezielle Zubereitung. Überzeugt bin ich allerdings davon, dass die Einnahme der SIW-Nahrungsergänzung möglichen Schädigungen des Körpers durch radioaktive Strahlung bis zu einem gewissen Grad entgegenwirken kann, in dem es die Grundbedürfnisse des Körpers unterstützt. Dies sind die Struktur des Körperwassers, die Nährstoffversorgung, der Energiehaushalt und die Neutralisierung freier Radikale. Zum Teil ist dies nämlich auch mit hoch dosierten Nährstoffergänzungen und anderem guten Quellwasser möglich. So können natürliche Mittel mögliche Strahlenschäden indirekt reduzieren helfen.

Zumeist geht es dabei weniger um Notfälle, als um die ständig zunehmende Dauerbelastung durch die Strahlungsdosis des Alltages. Hier kann jeder selbst aktiv werden und ist nicht nur vom Funktionieren anderer (Menschen und Maschinen) abhängig.

Abgesehen von Notfällen sind bis zum Jahr 1999 mehr als 1650 Atombomben in der Luft, im Wasser und in der Erde gezündet worden (48). Viele der betroffenen Gebiete sind nach herkömmlichen Maßstäben für Jahrhunderte verseucht. Wir dürfen aber nicht unterschätzen, dass die atomare Energie sich in Windeseile um die ganze Erde ausbreitet. Das wird m.E. absolut verharmlost. Zählen Sie noch die eigenen Röntgenuntersuchungen, Mammografien, Langstreckenflüge, Strahlentherapie oder Verzehr bestrahlter Nahrungsmittel mit hinzu, ergibt sich auf dem Geigerzähler schon ein richtiges Tickerkonzert. Nicht, dass man sofort daran sterben würde, aber gerade die vielen daraus resultierenden Mangelerscheinungen sind es, die uns zu schaffen machen und kaum mit den wirklichen Ursachen in Verbindung gebracht werden. Die größte Schadwirkung, die von Radioaktivität ausgeht, ist ein enormer Verbrauch an Nährstoffen, Energie und Sauerstoff. Das Körperwasser wird dabei in seiner Struktur massiv beeinträchtigt. Ivan Engler gibt in seinem Buch „Wasser- und Sauerstoffenergetisierung“ folgende Empfehlungen als Erste-Hilfe-Maßnahme bei Strahlenbelastung:

- soweit es sich um eine örtlich „begrenzte“ Belastung handelt, so rasch wie möglich aus dem betroffen Gebiet entfernen.

- Verseuchte Kleider empfiehlt er, zu entsorgen. Ergänzend empfehle ich die Wäsche der übrigen Kleidung mit einer Extradosis SIW-Waschmittel.

- Den Körper empfiehlt er, mit nicht verseuchtem oder entseuchtem reformierten Wasser zu waschen. Hierfür bietet sich ergänzend regelmäßiges Waschen, Duschen und Baden mit SIW-Körperpflegemitteln an.

- Des weiteren empfiehlt Engler die Behandlung mit ionisiertem Sauerstoff. Hierfür kommt auch das Trinken der SIW-Nahrungsergänzung in Frage, da es den Sauerstoffgehalt im Wasser und damit auch indirekt im Körper ansteigen lässt.

- Ergänzend empfehle ich auch, alle potenziell belasteten Früchte (Obst und Gemüse), die man zu sich nimmt, mit Zugabe von Super-ionisiertem Wasser zu waschen oder zu kochen. Auch unbelastete Nahrungsmittel, die man auf diese Weise behandelt, wirken sich positiv im Körper aus, da sie helfen, kristallines Wasser zuzuführen und zu erhalten.

Super-ionisiertes Wasser in der heilkundlichen Anwendung

Gutes Trinkwasser mit Beigabe der SIW Nahrungsergänzung ist für alle Körperbereiche und fast alle Symptome hilfreich. Die Stoffwechselfunktionen des Körpers werden nicht (mehr) durch belastetes Wasser gebremst und die Selbstheilungsprozesse dadurch nicht mehr direkt eingeschränkt. Es gibt auch die Möglichkeit der äußerlichen körperlichen Anwendung von SI-Wasser, wofür sich die Creme, das Spray und bedingt auch die SIW Nahrungsergänzung (NE) eignen:

- Hautpflege – insbesondere bei Hautproblemen zum Auftragen, als Creme, NE pur oder Spray
- zum Duschen und als Badezusatz (fertige Mischungen)
- Haarpflege – zum Waschen (fertiges Shampoo) oder zum Auftragen auf die Kopfhaut (NE pur oder Spray)
- zum Inhalieren bei bronchialen Beschwerden oder Belastungen der Nasennebenhöhlen (NE verdünnt, ca. 1:100 mit Wasser, im Dampfbad anwenden)
- zum Mundspülen bei Entzündungen und nach Zahnbehandlungen bzw. Narkosen (NE verdünnt, ca. 1:10 mit Wasser)
- als Einlauf (NE verdünnt, ca. 1:50)
- als Nasentropfen oder -spray (NE verdünnt, ca. 1:50 mit Wasser)

- als Trinkkur (NE verdünnt, ca. 1:100 bis max. 1:30 mit Wasser). Unter therapeutischer Anleitung kann z.T. auch mit höheren Konzentrationen gearbeitet werden.

Allgemeine Anwendungsmöglichkeiten von SIW für den Körper:
- als Basisflüssigkeit für Energiemedizin zum Einnehmen, z.B. Bachblüten. Es verstärkt die Schwingung und konserviert auf natürliche Weise, so dass man keinen Alkohol mehr zugeben muss. Mischung der Nahrungsergänzung ca. 1:10 mit Wasser.
- zum Aufwerten von Speisen und Getränken, z.B. bei Allergien. Kaffee, Alkohol und Fertiggetränke werden durch Zugabe einiger Tropfen SIW Nahrungsergänzung (pur) verträglicher.

Das System von Gesundheit und Heilung

Das System von Gesundheit und Heilung ist zwar komplex, beruht aber auf einfachen Gesetzmäßigkeiten. Eine Heilung sollte deshalb immer nach ganzheitlichen Gesichtspunkten erfolgen und körperliche, psychisch-mentale und energetische Aspekte berücksichtigen.

Gerhard R. Amann (49) beschreibt den Zusammenhang von Gesundheit und Heilung so klar und ganzheitlich, dass ich die Darstellung hier unverändert wiedergeben möchte:

„Management des biologischen Terrains

Da das biologische Terrain einen inneren Gleichgewichtszustand repräsentiert, sind einseitige Manipulationen nicht zielführend, sondern bedingen subtiler Methoden. Die größte Herausforderung für den Praktizierenden hierbei ist, die linearen und monokausalen Denkweisen hinter sich zu lassen und eine ganzheitliche Sichtweise einzunehmen. Es bedarf nämlich der Integration und Transformation von physischen, energetischen und mentalen Faktoren, die mittels Rückkopplung miteinander kommunizieren.

Das biologische Terrain wird durch die Struktur und den Informationsinhalt bestimmt. Eine optimale Struktur entsteht durch ein Gleichgewicht der qualitativen Faktoren und deren synergistischen Interaktion. Die jeweiligen Faktoren müssen ihrer Funktion entsprechend agieren und einer biologischen Intelligenz folgend zum Ge-

samtsystem beitragen können. Die biologische Struktur wird in den herkömmlichen Wissenschaften und manipulativen Methoden durch einseitigen Fokus auf die Biochemie adressiert, wodurch isolierte, physiologische Phänomene zum Schwerpunkt werden. Der Informationsinhalt ist schwerer greifbar, da die Physiologie lediglich die Rahmenbedingungen schafft und sogenannte weiche Faktoren wie die Psyche bestimmend sind. Die neue Wissenschaft der Biophysik liefert hierzu richtungsweisende Erkenntnisse, wie der Informationsinhalt eingebunden ist und die Ausrichtung biologischer Systeme bestimmt. Struktur und Informationsinhalt bedingen sich gegenseitig und nur Ansätze, die beide Faktoren berücksichtigen, können nachhaltige, positive Veränderungen im biologischen Terrain manifestieren."

SIW und Psyche

Wir alle tragen unverarbeitete Erlebnisse in unserem Energiefeld, die sich als „Energieknoten" festgesetzt haben. In ihnen sind Emotionen bzw. disharmonische Energie gespeichert, die konträr zur harmonischen Struktur eines ausgeglichenen Körpers wirken. Super-ionisiertes Wasser trägt dazu bei, dass diese Energieknoten wahrgenommen und losgelassen werden können. Depressionen, Ängste, psychische Abhängigkeiten, Minderwertigkeitsgefühle und andere destruktive Muster im Gedanken- und Gefühlshaushalt können dadurch leichter gelöst werden. Durch das Trinken von SI-Wasser wird – bei ausreichender Dosierung – der Energiepegel des Körpers erhöht, wodurch die festgesetzten Strukturen eine Energiezufuhr erfahren und sich neu ordnen können. So kann die Struktur des Superionisierten Wassers die stagnierende Energie reorganisieren. Man spürt es durch die Zunahme von Energie und erhöhter Konzentrations- und Leistungsfähigkeit. Nach der Umstellung auf SIW-angereichertes Trinkwasser oder während einer SIW-Trinkkur geschieht es oft, dass die bis dahin entstandenen „Energieknoten" sich lösen und zunächsteinmal bewusst werden, bevor sie sich endgültig verabschieden. Das kann u.U. mit tiefer Trauer oder anderen starken Emotionen einhergehen, je nachdem, welcher Art die gespeicherten Energien sind. Je offener und gelassener man mit diesem Phänomen umgeht und seine Trauer oder seine Wut akzeptieren kann, desto leichter können sich diese Energien verabschieden. Dies nennt man auch die Kunst des Verzeihens, bzw. Vergebens, die schon von vielen Therapeuten als ein Schlüssel zur Heilung beschrieben wurde.

Psychosomatik

Durch die Klärung psychischer Themen können auch körperliche Beschwerden leichter heilen. Denn es kommt zu einem Energiezuwachs, der aus der zuvor in den Emotionen gebundenen Energien resultiert. Gleichzeitig können sich Verspannungen und Verkrampfungen im ganzen Körper lösen, die als Reaktion auf psychische Spannungen entstanden waren. Dadurch wird die Durchblutung dieser Körperteile erhöht.

SIW und Bewusstsein

Ayhan Doyuk beschreibt als eine der Wirkungen von Super-ionisiertem Wasser, dass es uns wieder an die kosmische (Ur-)Energie ankoppelt. Darunter verstehe ich zum einen die vollständige (Wieder-)Anbindung an das „globale Hintergrundfeld"3 und an die persönliche Information in unserer Blaupause und zum anderen eine damit einhergehende Erweiterung des Bewusstseins.

David Lapierre beschreibt im Buch „Potenziale der inneren Kraft" zusammen mit Peggy P. Dubro die „Anatomie des Bewusstseins". Er beschreibt acht verschiedene aufsteigende Bewusstseinsstufen, von denen die Mehrheit der Menschen Stufe zwei nicht überschreitet. In den ersten beiden Stufen geht es ums Überleben und um Emotionen. Die beiden Autoren beschreiben u.a., wie man eine höhere Bewusstseinsstufe erreichen kann und verbinden auch hier physikalische Erkenntnisse mit der spirituellen Weltanschauung:

„Wer eine höhere Bewusstseinsstufe anstrebt, muss dafür sorgen, dass mehr Energie durch seine Anatomie fließen kann. Dies ist äquivalent dem Erhöhen seiner Ladung. Ein erhöhter Energiefluss erfordert das Öffnen und Ausgleichen existierender Kanäle innerhalb des „Skelett"-Gefüges unserer Energieanatomie. Ein erhöhter Energiefluss erfordert zudem den evolutionären Prozess der Entwicklung neuer Verdrahtungen oder neuer Energiekanäle in diesem Gefüge. Diese Verdrahtung ist notwendig, um dem vermehrten Strom an feinstofflicher Energie in die Energieanatomie des Individuums und aus ihr heraus aufzunehmen. [...] Evolution ist damit verknüpft, den Fluss von Informationen und Energie durch unsere feinstoffliche Energieanatomie zu erhöhen."

Gesundes Wasser, gesunde Ernährung

Die Nahrung

Die Struktur unserer Nahrung und unseres Trinkwassers sowie die in ihnen enthaltenen Photonen und Schwingungen sind der tiefere Grund für die Nahrungs- und Getränkeaufnahme. Was wir als Nährstoffe bezeichnen sind nur die physisch sichtbaren Formen der von uns benötigten Energie bzw. Information.

Die meisten unserer heutigen Lebensmittel und Getränke sind durch Belastungen oder Mängel hoch oxidiert, im Sinne eines Elektronenmangels. D.h., sie sind bereits „verbraucht" und können dem Körper keine Elektronen mehr zu Verfügung stellen. In diesem Zustand verbrauchen sie oft sogar Elektronen bzw. Nährstoffe aus den körpereigenen Vorräten.

Die Grundzüge einer gesunden Ernährung lassen sich sowohl aus biologischer, als auch aus energetischer Sicht beschreiben. Aus beiden Modellen kann man sich das zusammenstellen (lassen), was dem eigenen Typ am besten entspricht. Beginnen wir mit der energetischen Sicht:

- Unsere Nahrung sollte den größtmöglichen natürlichen Wasseranteil haben, weshalb grundsätzlich Gemüse und reifes Obst als Hauptnahrungsmittel gewählt werden sollten.
- Unsere Nahrung sollte keine giftigen Stoffe enthalten, da diese sich physisch und energetisch im Körper anreichern können. Deshalb sind biologische Produkte vorzuziehen.
- Obst und Gemüse sollten keiner extremen Behandlung unterworfen werden, die die Struktur beeinträchtigen können, weshalb insbesondere Mikrowellen nicht für die Zubereitung geeignet sind. Leichtes Dünsten oder Dämpfen mit wenig Wasser ist in Ordnung, aber möglichst nicht kochen.
- Alle Nahrungsmittel sollten möglichst frisch und schonend zubereitet werden.
- Auf Fertiggerichte vor allem aus der Dose sollte man verzichten.
- Je nach energetischem Bedarf kann man Früchte z.B. nach ihren Farben auswählen.

- Fruchtsäfte sollten nur als Direktsaft (nicht aus Konzentrat hergestellt) verzehrt werden, weil nur dieser noch den wertvollen Gehalt an natürlichem strukturiertem Wasser hat.

Für eine gesunde Ernährung gibt es aus biologischer Sicht individuelle Unterschiede, je nach Stoffwechseltyp. Deshalb hier nur eine allgemeine Übersicht, die man mit entsprechender Beratung individuell ausgestalten kann. Alle Hinweise sind als „Überwiegend"-Empfehlungen zu betrachten, man muss sich nicht akribisch genau dran halten.

Ernährungstipps:

- Rohes Obst und Gemüse sollte bevorzugt Vormittags und Mittags gegessen werden. Ab Nachmittag wird es wesentlich schlechter verdaut.
- Wenn Sie Verdauungsprobleme haben, frisches Obst und Gemüse immer leicht andünsten.
- Fleisch möglichst nur aus artgerechter „biologischer" Tierhaltung kaufen, wegen der Gefahr von Antibiotika und Hormonen im Fleisch, das in der konventionellen Tierhaltung eingesetzt wird.
- Brot und Brötchen möglichst aus fein gemahlenem biologischem Getreide auswählen, da ganze Körner die Darmschleimhaut reizen können.
- Statt Kuhmilchkäse Schafs- oder Ziegenrohmilchkäse essen, da die Antibiotika und Hormone aus der konventionellen Rinderhaltung die Darmschleimhaut bzw. den Stoffwechsel belasten können. Manche können auf Biokuhmilch ausweichen, aber sehr viele Menschen haben eine (oft verdeckte) Unverträglichkeit gegenüber Kuhmilch, da die erforderlichen Verdauungsenzyme mit zunehmendem Alter wesentlich reduziert sind. Schafs- und Ziegenrohmilch bringen die zur Verdauung benötigten Enzyme gleich mit!
- Butter, Sahne und Joghurt mit rechtsdrehender Milchsäure sind für die meisten Menschen gut verträglich.
- Margarine ist ein so stark chemisch bearbeitetes Produkt, dass es vom Stoffwechsel oft nicht mehr richtig umgewandelt werden kann und für die direkte Förderung der Gesundheit nicht geeignet ist. Ein erhöhter Cholesterinspiegel hat übrigens kaum mit fetthaltiger Ernährung sondern zumeist mit Vergiftung zu tun!
- Vorsicht auch mit Sojaprodukten. Sie sind vielfach nicht gut verdaulich und führen bei einigen Menschen zur Verdickung des Blutes (50).

- Statt herkömmlichem Speisesalz (das nur noch aus Natriumchlorid besteht und dem meist künstliches Jod und Fluor zugegeben wurde) möglichst nur naturbelassenes Steinsalz verwenden (Polen, Himalaja). Es enthält noch alle Spurenelemente, die ein vollständiges und gesundes Salz ausmachen und nur natürliches Jod und Fluor. Diese natürlichen Nährstoffe sind sehr gut verträglich, während ihre chemisch hergestellten Geschwister den Stoffwechsel einseitig verschieben können. Hilfreich ist es auch, die chemisch fluoridierte Zahnpasta durch biologische zu ersetzen, die auch mit natürlichem Fluorid erhältlich ist.
- Abraten würde ich auch von chemischen Süßstoffen, da diese den Stoffwechsel „verwirren" können. Vor allem Aspartam ist so umstritten, dass von vielen Seiten eine Rücknahme gefordert wird. Süßstoffe bringen die Energieversorgung bzw. den Energiehaushalt des Körpers häufig aus dem Gleichgewicht. Sie gaukeln eine Energieaufnahme vor, die nicht stattfindet, wodurch größerer Hunger entsteht.

Tipp: Wenn Sie Obst und Gemüse mit Super-ionisiertem Wasser waschen, oder, noch besser, für 5 Minuten in Wasser einlegen, dem SIW Obst- und Gemüsereiniger zugegeben wurde, bleibt es länger frisch, ist energiereicher und Belastungen in der Schale wird entgegengewirkt, wie sie z.B. durch Dünge- und Spritzmittel sowie Bestrahlung entstanden sein können. Das Aroma der Frucht kann sich dadurch besser entfalten

Getränketipps:

- Trinkwasser bitte nur in Ausnahmefällen mit Kohlensäure versetzt trinken, da diese künstlich hinzugefügte Säure für die Kristallstruktur des Körperwassers nicht förderlich ist.
- Man kann sein Trinkwasser sehr gut selbst herstellen, siehe im Kapitel „Das optimale Trinkwasser".
- Frisch zubereitete Fruchtsäfte sind sehr wertvoll, vor allem, wenn sie mit speziellen langsam rotierenden Entsaftern (selbst) hergestellt werden.
- Leichte Kräuter- und Gewürztees sind eine gute Ergänzung zum reinen Wasser, Früchtetees können u. U. einen zu hohen Säuregehalt haben.

Tipp: In Kräutertee oder warmem Wasser wirkt Super-ionisiertes Wasser besonders gut!

- Fertigfruchtsäfte sind oft ungeeignet für die gesunde Ernährung, vor allem dann, wenn sie aus Konzentrat hergestellt wurden. Das gute Fruchtwasser ist dann entzogen und zumeist durch Leitungswasser ersetzt worden.
- Milch ist kein Getränk sondern ein Vollnahrungsmittel für Babies oder junge Tiere. Sein Kalzium kann vom Körper nur schlecht aufgenommen werden.
- Kuhmilch können erwachsene Menschen meist nicht gut verdauen. Zudem können die Antibiotika aus der Tierzucht die Darmschleimhaut beeinträchtigen. Als Milchersatz schmecken Reis- und Hafermilch sehr gut oder auch Schafs- oder Ziegenmilch (gibt es auch als Pulver!)
- Wenn Sie Kaffee oder Alkohol trinken möchten, immer die doppelte Menge gutes Wasser hinterher trinken.

Tipp: Wenn Sie dem Alkohol Super-ionisiertes Wasser beigeben oder dieses nachtrinken, wird die spürbare Wirkung des Alkohols deutlich gemindert.

Ob sich dies allerdings auch auf den (messbaren) Promillegehalt auswirkt, konnte ich noch nicht überprüfen. Deshalb sollten Sie sich als Autofahrer nicht darauf verlassen.

Das optimale Trinkwasser

Der Mensch trinkt 90% seiner Krankheiten.
Louis Pasteur

Wenngleich Pasteur diesen Ausspruch in bezug auf die damaligen hygienischen Verhältnisse getan hat, scheint er auch heute oft noch unvermindert zuzutreffen. Zum einen durch den übermäßigen Genuss von Alkohol, Kaffee und Limonaden, zum anderen durch Belastungen des Trinkwassers aus der Leitung, die von den Wasserwerken nicht gereinigt werden können bzw. sich durch die hauseigenen Rohrleitungen anreichern können. Eine bakterielle Belastung ist heute in Privathaushalten kaum noch anzutreffen. Es scheinen vor allem Medikamentenreste und chemische Substanzen aus der Landwirtschaft zu sein, die unser Trinkwasser belasten, sowie die Schwermetalle aus den hauseigenen Rohrleitungen. Wenngleich bzw. gerade weil die Wirkung und die Grenzwerte jedes einzelnen Stoffes auf ein biologisches System (z.B. den Menschen) nicht verallgemeinert werden können, sollten die bis jetzt bekannt gewordenen z.T. alarmierenden Tatsachen und Zusammenhänge Anlass genug sein, ein mögliches Risiko zu vermeiden. Dazu kommt, dass es für viele Giftstoffe gar keine Grenzwerte gibt und sie deshalb auch nicht untersucht werden. Viele giftige Substanzen bleiben nach Meinung verschiedener Autoren und entsprechender Untersuchungen erhalten. Hier werden z.B. polare Pestizide und Medikamentenrückstände genannt (51) wie Hormone, Antibiotika und Antikrebsmittel (Zytostatika), die selbst als krebserregend gelten. Selbst Gifte, die schon seit Jahren verboten sind, wie z.B. das Pestizid Atrazin, sollen sich noch immer im Grundwasser finden (52). Nachdem bekannt geworden ist, dass nicht immer die Menge eines belastenden Stoffes über die Wirkung entscheidet, sondern auch seine energetische Information, ist aus zweifacher Hinsicht Vorsicht geboten.

Ideales Wasser aus Quellen oder Seen gibt es heutzutage kaum noch. Der Wasserkreislauf ist in Bezug auf Verunreinigungen längst geschlossen, so dass auch an den entlegensten Ecken der Welt und in den unterirdischen Quellen belastetes Wasser gefunden wird und Fische und andere Lebewesen z.T. selbst in geschützten Bergregionen Anomalien aufweisen, die man nur mit der Verbreitung von Schadstoffen über den natürlichen Wasserkreislauf von Regen und Verdunstung erklären kann. Genau genommen erfüllt unser viel gepriesenes „Trinkwasser" aus der Leitung nur noch den Anspruch eines „hygienischen Brauchwassers", das lediglich den Mindestanforderungen (den Grenzwerten) genügt. Für eine Daueranwendung als ausschließliches Trinkwasser ist es nach den vorliegenden Informationen nicht geeignet! Denn nur sauberes natürliches Wasser ist ein echtes Lebensmittel, das alle natürlichen Voraussetzungen für die optimale Gesundheit erfüllt. Das, was aus unseren Wasserhähnen fließt, ist zwar H_2O, hat aber sonst mit lebensförderndem, biologisch und energetisch förderlichem Wasser nicht mehr viel gemein. Das wäre finanziell auch kaum zu leisten, wenn man bedenkt, dass der größte Teil des so genanntenTrinkwassers für Reinigungszwecke in Haushalt und Industrie verwendet wird. Zum Trinken und

Kochen werden lediglich 3% (!) des Leitungswassers verwendet (53). Ein alleiniges Abkochen, wie viele es machen, reduziert bestenfalls einige im Wasser enthaltene Bakterien aus dem heimischen Umfeld und verbessert die Verfügbarkeit des Wassers im Körper. Auf die enthaltenen Gifte hat dies jedoch keine relevante Wirkung.Da es über geeignetes Trinkwasser mittlerweile umfangreiche Literatur gibt, beschränke ich mich hier auf eine Zusammenfassung und konzentriere mich auf diejenigen Aspekte, in denen noch die meiste Unklarheit herrscht.

Beginnen wir zunächst mit der Zusammenfassung der Eigenschaften von Wasser, durch die es in seiner optimalen Qualität gekennzeichnet und von daher auch für den Körper gut geeignet ist. Es
– ist frei von Schadstoffen
– lebendig, fließend
– hat einen hohen Ordnungsgrad, also eine ausgeprägte Clusterstruktur und
– ist mit natürlichen geologischen und planetaren Schwingungen angereichert.

Darüber hinaus hat sich gezeigt, dass Wasser für den „Verzehr" eine möglichst niedrige Oberflächenspannung haben sollte. So verbindet es sich optimal mit Nährstoffen und dient als effektives natürliches Lösungsmittel. Da gutes Quellwasser heute so gut wie nicht mehr zu finden ist, sind wir beim Trinkwasser im Grunde auf der Suche nach der besten Alternative. Welche alternativen Möglichkeiten haben wir nun? Nur, wenn wir unser Trinkwasser selbst aufbereiten, können wir alle Aspekte berücksichtigen, die wichtig sind. Nachfolgend finden Sie die wichtigsten Wasseraufbereitungsarten im Überblick sowie Flaschen- und Leitungswasser:

Flaschenwasser aus Quellwasser:
• die Trinkwasserverordnung für Leitungswasser ist strenger, als die Richtlinien für Flaschenwasser
• je länger ein Wasser abgepackt steht, desto mehr verliert es die Kräfte aus der natürlichen Verwirbelung
• manche Verpackungen, z.T. auch Glasflaschen, geben chemische Substanzen an das Wasser ab

Leitungswasser:
• erfüllt die Anforderungen eines „hygienischen Brauchwassers"

- hat verschiedene Filterprozesse durchlaufen
- enthält zumeist Reste von belastenden Substanzen, die sich z.T. im Wasserkreislauf angereichert haben, z.T. in den hauseigenen Rohrleitungen

Kannenfilter:
- ein lose geschüttetes Aktivkohlenstoffgranulat in Verbindung mit einem Kationentauscher bewirkt einen Ionenaustausch, Kalzium und Magnesium werden entfernt und zumeist gegen bestimmte Wasserstoffverbindungen ausgetauscht. Dadurch schmecken Wasser und Tee besser.
- Gifte und Schwermetalle können nicht gefiltert, nur eine zeitlang angelagert werden. Man weiß nie, wann die Patrone sie wieder abgibt.
- da lose geschüttete Kohlenstoffpatronen verkeimen können, sind sie zumeist mit Silberverbindungen behandelt, die sich wie ein Schwermetall im Körper auswirken können

Ionenaustauscher:
- Es gibt hochwertige Ionenaustauscher, die in Verbindung mit anderen Geräten zusätzliche Leistungen erbringen können, wie z.B. die Reduktion von Kalk, Nitrat* und Nitrit* (*in ländlichen Gegenden wichtig).

Energetisierungsmethoden:
- das Wasser oder die in ihm enthaltenen Mineralien werden für geraume Zeit in einen anderen Schwingungszustand gebracht. Dieser kann von einigen Minuten bis zu einigen Wochen wirken, danach bildet er sich zurück
- Gifte und Schwermetalle bleiben im Wasser erhalten und sind bestenfalls eine kurze Zeit lang etwas weniger aggressiv. Sobald die Energetisierung nachlässt, haben sie wieder ihre ursprüngliche Wirkung
- je sauberer das Ausgangswasser ist, desto intensiver und länger kann es Energie speichern
- idealer Weise soll eine Energetisierungsmethode das Wasser nach der physischen Reinigung von schädlichen Schadstoffinformationen befreien. Zusätzlich kann sie es mit förderlichen Schwingungen angereichern. Leider ist der Grad und die Qualität der energetischen Reinigung und Anreicherung bisher nur unzureichend physikalisch messbar. Wir müssen uns derzeit noch auf empirische oder energetische Methoden verlassen, wie den Muskeltest, den Tensor

oder elektronische Messverfahren, die die Reaktion des Körpers auf das jeweilige Wasser verdeutlichen.

Osmosefilterung:
- verbraucht Spülwasser, 3-10l auf jeden Liter Trinkwasser
- senkt den pH-Wert des Wassers ab
- Filtert alle Schadstoffe raus, inkl. Kalk, Nitrit und Nitrat
- das Wasser sollte zusätzlich von Schadstoffinformationen befreit werden

Destilliertes Wasser:
- enthält so gut wie keine Schadstoffe mehr aber auch keine Mineralien und keine natürlichen Strukturen
- Chlor und organische Verbindung werden nur entfernt, wenn ein Aktivkohleblockfilter eingebaut ist oder zusätzlich betrieben wird
- es muss unbedingt wieder „belebt" werden, bevor man es trinkt
- das Wasser kann u.U. Elektrosmog aus dem Destillationsprozess aufgenommen haben

Aktivkohleblockfilter standard:
- einfache Aktivkohleblockfilter haben eine nicht definierte Porengröße und keinen Mikronachfilter und sind daher in der Rückhalteleistung unsicher
- es besteht die Gefahr der Verkeimung
- stark schwankender Rückhaltegrad von Schwermetallen und Giften, je nach Gerät.
- Kalk, Nitrat* und Nitrit* können nicht gefiltert werden (*nur in ländlichen Gegenden wichtig)
- ein Ionenaustauscher kann ggf. vor- oder nachgeschaltet geschaltet werden
- das Wasser sollte zusätzlich energetisch von Schadstoffinformationen befreit werden

Hochwertige Aktivkohleblockfilter:
- hochwertige Aktivkohleblockfilter haben eine definierte Porengröße von max. 0,45 my (Mikrometer) oder einen Mikronachfilter mit max. 0,15 my
- sie haben einen sehr hohen Rückhaltegrad von Schwermetallen, Medikamentenresten und Bakterien
- bei ordnungsgemäßem Gebrauch besteht keine Gefahr der Verkeimung

- Kalk, Nitrat* und Nitrit* können nicht gefiltert werden (*nur in ländlichen Gegenden wichtig)
- einige Geräte können bei Bedarf mit einem Ionenaustauscher kombiniert werden
- das Wasser sollte zusätzlich energetisch von Schadstoffinformationen befreit werden

Super-ionisiertes Wasser als Trinkwasserzusatz:
- das SI Wasser gibt Elektronen ab und strukturiert die Wassermoleküle des Trinkwassers neu
- es wirkt Verschmutzungen entgegen
- es erhöht den Sauerstoffgehalt des Wassers
- es sollte für die optimale Wirkung nur in sauberem Wasser angewendet werden

Eine ideale Einzellösung gibt es nicht. Wenn man hingegen die Methoden kombiniert, kann man das Trinkwasser optimieren. Die wirkungsvollsten Kombinationen sind:
- hochwertiger Aktivkohleblockfilter + Energetisierung/Super-ionisiertes Wasser
- wie zuvor, ggf. in Kombination mit einem Ionenaustauscher
- Osmosewasser + Energetisierung/Super-ionisiertes Wasser.

In Ausnahmefällen kann man auch Leitungswasser mit Super-ionisiertem Wasser verbessern. Dies ist allerdings keine Dauerlösung, denn je hochwertiger das Ausgangswasser ist, desto kraftvoller wirkt die Energetisierung durch Super-ionisiertes Wasser.

Testmethoden

Wer Testmethoden beherrscht, wie z.B. Kinesiologie, Tensor, Pendeln oder auch elektronische Methoden wie EAV (Elektroakupunktur nach Voll) oder Prognostestung, kann aus den grundsätzlich geeigneten Varianten der Wasseraufbereitungsgeräte und Energetisierungsmethoden das für ihn beste herausfinden. Bei radiästetischen Testungen wie Pendel oder Tensor finde ich Fragen hilfreich wie: „zu wieviel Prozent ist dieses Wasser für meine körperliche/psychische Unterstützung geeignet?“ und zählt dann auf- oder abwärts (von Null bzw. Hundert), bis das Testmedium einen Richtungswechsel anzeigt. Dann kann man anhand des Wertevergleichs zu den anderen Wässern das beste ablesen. Vermeiden sollte man Fragen wie „ist dieses Wasser für mich positiv?“ weil das keine eindeutige Frage ist. „Positiv“ und „negativ“ haben im physikalischen Sinn andere Bedeutung, als im Alltagsgebrauch, so dass es hier zu Verwirrung kommen kann. Zusätzlich ist es hilfreich, die erfragte Wirkung so genau wie möglich zu definieren, da ein Mittel auf verschiedenen Ebenen unterschiedlich wirken kann. So sollte man beim Testen einer Nahrungsergänzung explizit nach der inneren Anwendung fragen und bei Kosmetikprodukten nach der äußeren.

Wer Zugang zu einer Prognostestung hat, sollte beachten, dass die rein energetische Schwingung von SI-Wasser sich nach bisherigen Erkenntnissen nicht wesentlich von herkömmlichen Quellwässern unterscheidet. Für die eindeutige Auswahl des Trinkwassers oder der Energetisierung ist es deshalb immer hilfreich, das Super-ionisierte Wasser auf energetische und physische Wirkung (nach Einnahme) zu testen.

Der persönliche Umgang mit Super-ionisiertem Wasser

Wasser kann Energie speichern und hoch strukturiertes Wasser ist dafür in besonderem Maße geeignet. Es gibt mehrere Aussagen medialer Menschen dahingehend, dass das Super-ionisierte Wasser erst mit einem persönlichen Auftrag seine volle Kraft entfaltet. Da Wasser grundsätzlich ein perfekter Speicher für Energie ist und SI-Wasser noch sehr viel ursprünglichere Kräfte hat, als das Wasser, mit dem wir sonst Umgang haben, finde ich das nachvollziehbar.

In dem Kapitel „Der elektromagnetische Mensch“ ist beschrieben, dass Gedanken und Emotionen elektrische Ladung verändern können. Dies muss nicht immer nur im Sinne von „positiv“ oder „negativ“ geschehen, Informationen können auch gezielt verfeinert werden. So können wir durch bewusste Affirmation dem Wasser eine bestimmte Schwingung hinzufügen und es zur Unterstützung unserer Ziele einsetzen. Dieses Wasser wird dann genau so verwendet, wie Sie es ohne Programmierung gemacht hätten, also entweder getrunken oder für Reinigungszwecke oder die Natur selbst eingesetzt.

Affirmationen sollen immer positiv und in der Gegenwart formuliert sein, auch wenn der gewünschte Zustand subjektiv noch nicht erreicht ist. Beispiele: „Ich bin gesund!" „Die Natur ist gesund und im Gleichgewicht!" Hierfür ist es sinnvoll, die Flasche mit dem Wasser oder dem jeweiligen Mittel in den Händen zu halten, laut oder in Gedanken die Affirmation zu sprechen und sich dabei vorzustellen, dass der gewünschte Zustand bereits erreicht ist. Je deutlicher sich der Gedanke und das Gefühl des gewünschten Zustandes verbinden, umso kraftvoller wird das Wasser. Wenn wir dieses Wasser benutzen, für uns oder die Natur, kann es eine noch größere Kraft entfalten. Wenn wir die Fähigkeit der Affirmation trainieren, können wir sie auch für unsere Umwelt nutzen und allein über die Kraft der Gedanken und Gefühle zur Reinigung beitragen. Im Buch „Der Lichtkörper-Prozess" von Tashira Tachiren fand ich eine Anrufung, die ich für Super-ionisiertes Wasser besonders passend finde! Für „Gott" können Sie hier auch „Universelle Kraft" einsetzen oder einen anderen Begriff, der Ihre Weltanschauung am besten zum Ausdruck bringt.

Anrufung des Wassers

Ich nehme das Wasser des Lebens
und erkläre es zum Wasser des Lichts.
Ich führe es meinem Körper zu,
damit es ihn zum Leuchten bringe.
Ich nehme das Wasser des Lebens
und erkläre es zum Wasser Gottes.
ICH BIN ein Meister in allem, was ICH BIN.

Die Wirkungsweise von SI Wasser in der Natur

Jeder Tropfen Super-ionisiertes Wasser, den wir für die Körperpflege, den Einsatz in Haushalt und Gewerbe oder direkt für die Natur verwenden, wirkt sich positiv auf die Umwelt aus. Ayhan Doyuk sagt, wenn nur 5-6 % aller Haushalte auf Produkte mit Super-ionisiertem Wasser umstellen würden, kann innerhalb von wenigen Jahren das biologische Gleichgewicht der Erde wieder hergestellt werden. Hier kommt uns der Wasserkreislauf zu Gute, durch den sich das behandelte Wasser gleichmäßig auf der Erde verteilen kann.

Für die Sanierung der Umwelt gibt es Mittel, die direkt in der Natur angewendet werden, für z.B. für Gewässer, Böden und Gülle. In der Wirkung gibt es etliche Parallelen zu dem, was im Körper geschieht, was allerdings eher mittel- und langfristig betrachtet werden muss:

- Durch die Anwendung von Mitteln aus Super-ionisiertem Wasser wird verhindert, dass Schadstoffe in die Natur eingetragen werden, da SI-Wasser und die daraus hergestellten Produkte die Umwelt nicht belasten.
- Gleichzeitig wird das Abwasser in der Reinigung unterstützt. Dieser Reinigungsprozess der SIW-Produkte bleibt bis zu 21 Tagen aktiv. Je mehr Menschen Super-ionisiertes Wasser und die Produkte daraus anwenden, um so eher kommt bereits vorgereinigtes Wasser in den Klärwerken an. Es wird dementsprechend auch sauberer, als es allein mit den herkömmlichen Klärmethoden möglich war, wieder abgegeben. Das von den Wasserwerken „geklärte" Abwasser wird wieder in die Gewässer, Flüsse und Seen eingeleitet. Diese profitieren nun von der höheren Reinheit und der höheren Energie dieses Wassers, das dadurch sehr viel lebensfreundlicher ist. Auch die Wasserwerke selbst haben die Möglichkeit, SIW-Produkte einzusetzen. Ein Klärschlammreiniger wird derzeit entwickelt.
- Der pH-Wert des Wassers kann wieder ausgeglichen werden und die Wasserflora und -fauna samt der bakteriellen Besiedelung und der Algenbildung können nach und nach wieder ins Gleichgewicht kommen. Das natürliche Milieu kann sich wieder einstellen. Aus diesem Wasser kann wiederum verbessertes Trink- und Brauchwasser entnommen werden, so dass es für die weitere Benutzung in Körperpflege, Haushalt und Gewerbe bereits ein wenig hochwertiger ist als vorher.
- Je besser die Wasserqualität, desto besser ist auch die Qualität der Böden und der Luft sowie der Wälder und Parks, unserer grünen Lungen.
- Für die Landwirtschaft gibt es Mittel zur Regeneration und Düngung von Böden und Pflanzen, so dass der Eintrag und die Restbelastung von Schadstoffen vermindert wird.
- Für die Industrie gibt es Möglichkeiten der Reinigung von Prozessabgasen, ebenso für die Reinigung der Abgase von Fahrzeugen mit Verbrennungsmotor.
- Es gibt Mittel für die Regeneration von Ackerland, das von Wüstenbildung betroffen ist. Bei der Wüstenbildung sind die Salze des Bodens z.B. durch

Flächenrodung an die Oberfläche gelangt. Sie bewirken eine schnellere Verdunstung von Regenwasser und ungünstige biologische Verhältnisse.

- Pflanzen können die Frostperioden besser überstehen, weil das Gefrierverhalten des Pflanzenwassers sich verändert. In kälteren und kärglicheren Gebieten können die Wuchsperioden auf diese Weise ausgedehnt und z. T. sogar die Anzahl der Fruchtfolgen pro Jahr erhöht werden.

Katastrophenmaßnahmen

Im Falle bereits stark belasteter Gegenden oder Gewässer kann Super-ionisiertes Wasser in Form verschiedener Mittel zum Abwenden von Umweltkatastrophen bzw. stärker werdenden Belastungen eingesetzt werden, z.B. bei Öl- oder Chemie-Brandkatastrophen. Das Ergebnis ist, je nach Einsatzgebiet, ein sauberes und biologisch gesundes Wasser oder Land und unschädlich gewordene Gifte.

Vielfältige Einsatzmöglichkeiten gibt es z.B. in den folgenden Bereichen: Erdölbelastung der Meere durch Tankerunglücke, Grundwasser- und Brunnenverseuchung sowie Brände auf Mülldeponien. Auch schwer zu löschende Wald- oder Industriebrände können schnell und gefahrlos eingedämmt werden, so dass übermäßige Giftgas-, Abgas- und Rauchentwicklung verhindert wird. Exemplarisch für diese Wirkung ist die Demonstration des Löschens eines Autobrandes:

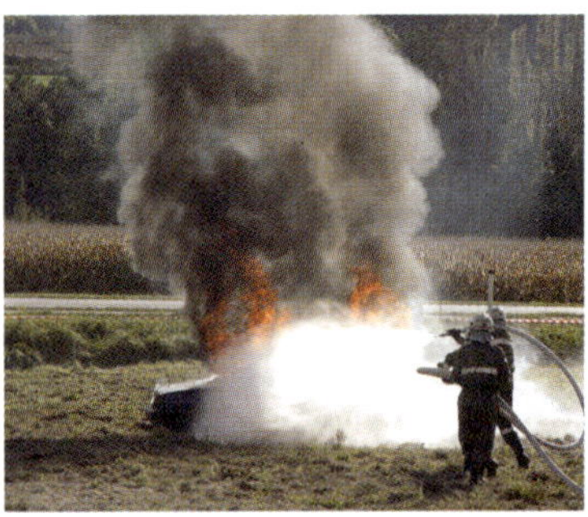

Auto1: Der Brand wird mit Wasser aus einem Schlauch „gelöscht".

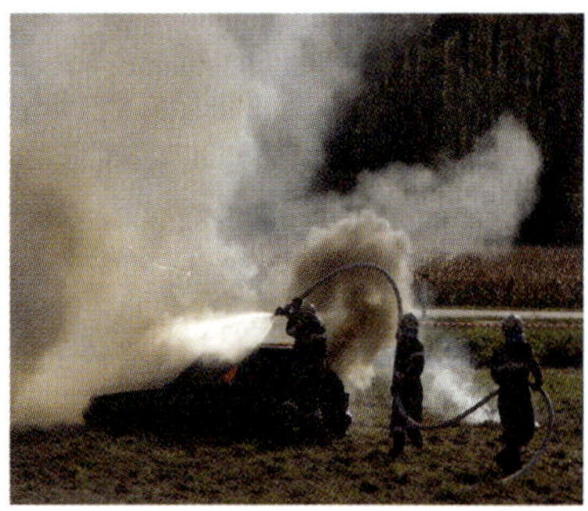

Der Erfolg ist mäßig. Der Rauch ist dunkel, der Brand verstärkt sich immer wieder.

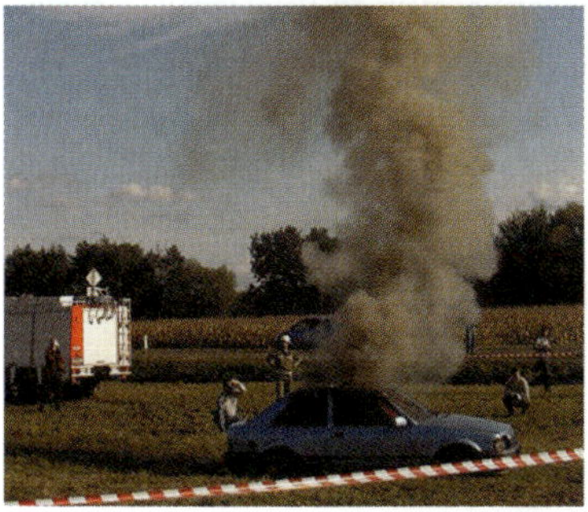

Auto 2: es brennt ebenfalls mit dunklem Rauch

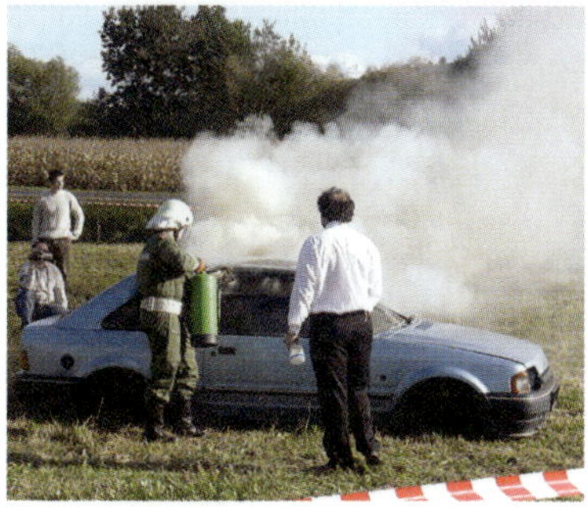

Es kann zügig mit einer Handpumpe gelöscht werden, die SIW Löschmittel enthält. Der Rauch wird hell und stellt keine Luftbelastung mehr dar.

Umweltprojekte

In den letzten Jahrzehnten hat Ayhan Doyuk unzählige Umweltprojekte begleitet und Super-ionisiertes Wasser in Notfällen und im Katastropheneinsatz zur Verfügung gestellt. Er sagt, dass er in über 200 Ländern war und mit den jeweiligen Regierungen Kontakt aufgenommen hat. Er hat zahlreiche Katastrophenschutzmaßnahmen durchgeführt und über 1.000 Flüsse, Seen und Teiche gereinigt und deren biologischen Zustand harmonisiert. Da es sich überwiegend um Notfallmaßnahmen und auch um Projekte mit mehr privatem oder demonstrativem Charakter gehandelt hat, liegen relativ wenig schriftliche Dokumentationen oder Analysen vor. Oft Unterliegen die Projekte auch der Geheimhaltung, vor allem wenn militärische Beteiligung vorliegt. Eine umfangreiche Dokumentation der interessantesten Projekte wird jetzt von Ayhan Doyuk und seinen Mitarbeitern zusammengestellt. Bis diese verfügbar ist, möchte ich zumindest einige Projekte exemplarisch vorstellen.

- Vor einigen Jahren gab es in der Türkei ein Tankerunglück, wodurch das Wasser stark mit Erdöl belastet wurde. Zur Abwehr wurden schwimmende Schutzwälle ausgebracht, die das Öl hinderten, ans Ufer zu gelangen, wodurch es gleichzeitig leichter behandelt bzw. abgesaugt werden konnte.

Das nachfolgende Bild zeigt die Öl verschmierten Schutzwälle nach dem Einholen und nachdem ein Teil bereits mit Super-ionisiertem Wasser gereinigt wurde. Die Planen sahen nach der Reinigung wieder wie neu aus.

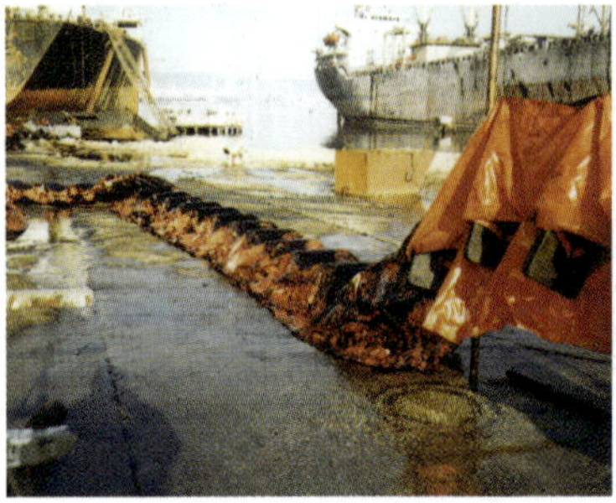

- Kürzlich wurde in Eberswalde (bei Berlin) ein Teich gereinigt, der nach normalen Maßstäben kaum zu reinigen gewesen wäre. Es war aus optischen Gründen vollständig mit Eisenbahnschwellen umlegt worden, die massiv mit Holzschutzmitteln behandelt worden sind, so dass eine ständige Neubelastung des Wassers stattfindet. Das Wasser war trüb und dunkel und zeigte starke Belastungen. Bereits am Tag der ersten Behandlung wurde das Wasser deutlich durchsichtiger. In diesem Fall wird eine regelmäßige Auffrischungsbehandlung erforderlich sein, da die Schadstoffeinträge unvermindert andauern.

- Eine der bekanntesten Katastrophen, bei denen Ayhan Doyuk involviert war, ist der Untergang des Öltankers Prestige vor der spanischen und portugiesischen Küste. Er hat angeboten, das Meerwasser durch Aufbringen von SI-Wasser zu reinigen und auch die Tanks des Schiffes durch direktes Einbringen von Super-ionisiertem Wasser mittels U-Booten zu entgiften. Darüber hat er mit dem spanischen Umweltschutzminister gesprochen. Das Büro von Ayhan Doyuk teilt dann in solchen Fällen mit, welche Voraussetzungen erfüllt sein müssen, damit er Unterstützung leisten kann. So muss z.B. vorab eine Wasserprobe eingereicht werden, um die Art und den Grad der Verschmutzung analysieren zu können, es muss eine Erlaubnis für die Anwendung an Land und im Meer vorliegen, die Zusammenarbeit mit Wissenschaftlern muss koordiniert und die Reinigung selbst muss dokumentiert werden. Leider hat man von seinem Angebot keinen Gebrauch gemacht.

Den Strand hätte er säubern sollen, aber die Behandlung des Wassers selbst und des Schiffes waren nicht gewünscht. So wären ständig neue Behandlungen des Strandes erforderlich gewesen, anstatt gleich die Ursache anzugehen. Der Fall ging durch die spanische Presse und es wurde deutliches Missfallen laut, dass diese hochwirksame Methode, für die keine Kosten berechnet worden wären, nicht eingesetzt werden konnte.

Insgesamt gab es unzählige Projekte aus den Bereichen Wasser, Land und Brandschutz, die Ayhan Doyuk durchgeführt hat:

- Sanierung von Teichen
- Sanierung eines Abwasserkanals
- Löschen von Schwelbränden einer Mülldeponie
- Löschen eines brennendem Industrieöltanks
- Löschen eines brennenden Tankschiffes
- Sanierung von verkarstetem Boden, der dann zu fruchtbarem Untergrund für neues Pflanzenwachstum wurde
- Entgiftung von Teilen einer Mülldeponie, auf dem anschließend gesundes Gemüse wuchs
- Behandlung von Blühpflanzen, die dadurch erstmalig auch noch einige Zeit in die Frostperioden hinein weiter wuchsen und im nächsten Frühjahr weniger Frostschäden zeigten
- Düngung von Salatpflanzen in einem Gewächshaus, die im Vergleich zu einer Kontrollpflanzung wesentlich kräftiger und gleichmäßiger wuchsen.

Zu einem Teil dieser Projekte finden Sie Fotos im Internet unter www.adperfectsystems.com in der Rubrik „Systems".

Analysen

Nach und nach werden auch die bereits vorliegenden Analysen und Versuche von Super-ionisiertem Wasser zusammengetragen und weitere durchgeführt, die Aufschluss über seine Wirkung geben. Da viele Untersuchungen von Auftraggeberseite noch der Geheimhaltung unterliegen, kommt der weiteren unabhängigen Erforschung und Publizierung m. E. eine wichtige Aufgabe zu. Wenngleich nur das eigene Erleben, Beobachten und Untersuchen ein wirklicher Beweis ist, können Analysen doch grundsätzlich über den Umfang und Art der Wirkung Auskunft geben. Hier nun stellvertretend zwei Analysen:

1. Untersuchung Nr. 01/0217 von 08/1998 der Sakarya Universität Izmir
Probe: Wasser aus dem Drenaj Brunnen.

Die Perfect Solution Formel (Super-ionisiertes Wasser), wurde im Verhältnis 25ml : 1l zugegeben. Nach 20 Minuten wurde eine Oberflächenprobe von der behandelten Flüssigkeit entnommen und analysiert. Die Analyse der entnommenen Probe zeigt, dassdie Behandlung geeignet war, das ökologische Gleichgewicht des Wassers wieder herzustellen

Parameter	Eingang	Ausgang
KOI[1] mg/L	1670	144
AKM[2] mg/L	970	29
Ammonium mg/N/L	75,4	20,1
PH	7,16	7,5
Farbe	farbig	klar

[1] Benötigte Sauerstoffmenge (Gradmesser für Belastung)

[2] Schwebstoffe

2.. Untersuchung Nr. R.10.05 vom 13.10.1997 der Technischen Universität Istanbul, Umweltlabor
Probe: Wasser unbekannter Herkunft vom Auftraggeber

Untersuchungsmethode: „Standard Methods for the examination of water and wastewater APHA, AWWA-WPCF, 18th Edition 1992".
Der Probe wurde nach der Ausgangsuntersuchung Super-ionisiertes Wasser zugegeben. Die Folgeuntersuchung erfolgte nach einer Einwirkzeit von zwei Stunden.

Parameter	Eingang	Ausgang
KOI[1] mg/L	1630	85
AKM[2] mg/L	1170	< 10
Ammonium mg/N/L	55	21
PH	7,1	7,2
Farbe	180	0

[1] Benötigte Sauerstoffmenge (Gradmesser für Belastung)
[2] Schwebstoffe

Auch hier zeigt das Ergebnis, dass die Behandlung mit Super-ionisiertem Wasser geeignet ist, das Wasser wieder in sein biologisches Gleichgewicht zurückzuführen.

Direkte Analysen von Wasser und seinen Strukturen, unabhängig von eventuellen Inhaltsstoffen, geben meist wenig Aufschluss über dessen konkrete Wirkung in biologischen Systemen. Deshalb ist es hilfreich, Untersuchungsmethoden zu verwenden, in denen man die Reaktion des behandelten Mediums darstellen kann. Zu diesem Zweck ist auch die Dunkelfeldmikroskopie hilfreich. Man kann hiermit auch getrocknete Wassertropfen auf ihre Strukturen untersuchen. Welche Wirkung das SI-Wasser auf den Menschen hat, erkennt man allerdings erst, wenn man z.B. das Blut untersucht, bevor und nachdem man Super-ionisiertes Wasser zu sich genommen hat. Hier ein Beispiel einer weiblichen Testperson:

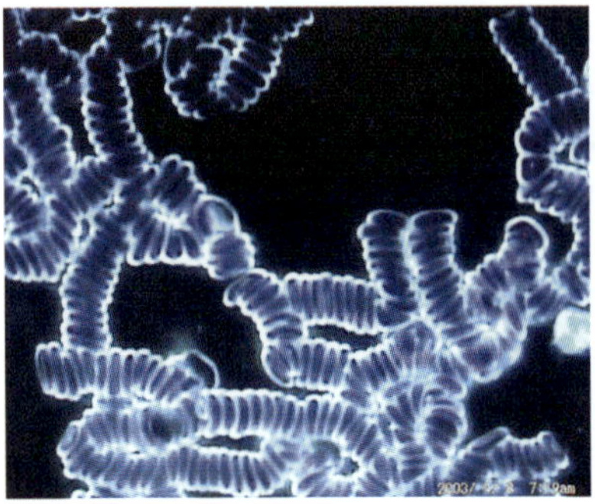

Vor dem Trinken von SI-Wasser: Die so genannte Geldrollenbildung der roten Blutkörperchen. Sie verklumpen und sind im Zellstoffwechsel eingeschränkt

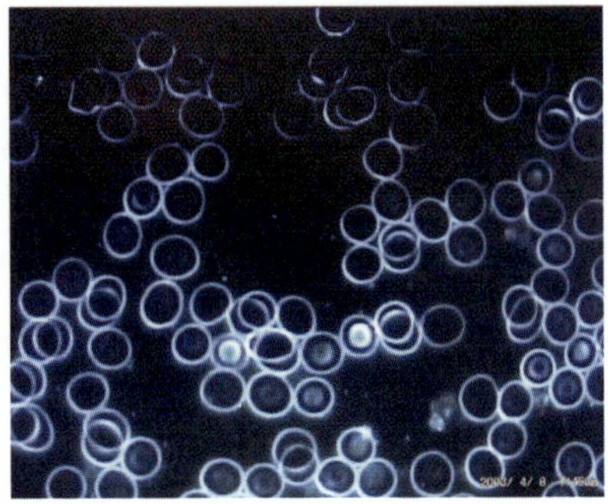

Nach dem Trinken von 10ml SI-Wasser (Nahrungsergänzung) und 15 Min. Wartezeit: überwiegend einzelne rote Blutkörperchen. Ihre Funktion scheint nicht mehr eingeschränkt zu sein

Wenn Sie selbst wissen möchten, wie es um Ihr Blut steht, können Sie sich an einen Arzt oder Heilpraktiker wenden, der die Dunkelfeldmikroskopie durchführt.

Produkte aus Super-ionisiertem Wasser

Super-ionisiertes Wasser muss für jedes Einsatzgebiet individuell gemischt und verdünnt werden. Ayhan Doyuk hat deshalb verschiedene Mischungsverhältnisse und Konzentrationen aus Super-ionisiertem Wasser entwickelt und für bestimmte Einsatzbereiche optimiert. Emulgatoren, Farb- und Duftstoffe hat er zugefügt, um die Anwendung angenehmer und leichter zu machen. Die entscheidende Wirkung jedes einzelnen Produktes beruht ausschließlich auf dem Super-ionisierten Wasser. Deshalb habe ich die Beschreibung des Einsatzes des Wassers für verschiedene Zwecke nur am Rande auf einzelne Produkte bezogen.

Tipp: Super-ionisiertes Wasser und die Produkte auf SIW-Basis wirken am intensivsten, wenn sie erwärmt oder mit warmem Wasser gemischt werden. Eine weitere Verstärkung der Wirkung erfolgt, wenn man es vor allem bei hartnäckigen Verschmutzungen vor dem manuellen Reinigungsvorgang einige Minuten einwirken lässt.
Wichtig: Alle flüssigen SIW-Mittel sollten vor der Anwendung geschüttelt werden.

Die SIW Produktpalette

Die Produktpalette der Mittel, die mit SI Wasser hergestellt wurden, ist sehr umfangreich. Im Rahmen geplanter Umstellungsmaßnahmen und der Verlegung der Produktionsstätte von der Türkei nach Europa soll die Anzahl der Produkte etwas verringert werden, in dem einige Mittel für mehrere Einsatzbereiche konzipiert werden. So werden alle Einsatzmöglichkeiten erhalten bleiben. Bisher gibt es:

- Eine flüssige Nahrungsergänzung zur Unterstützung der natürlichen Reinigungsfunktion des Körpers
- Eine flüssige Nahrungsergänzung zur Unterstützung der natürlichen Regenerationskräfte des Körpers
- Creme für die Pflege des Gesichtes und kleinerer Verletzungen oder Ekzeme
- Spray für die Hautpflege
- Duschgel
- Shampoo
- Handseife flüssig für den Haushalt sowie die Industrie (extra stark)
- Universalreiniger für den Haushalt sowie für die Industrie (extra stark)
- Glasreiniger
- WC Reiniger
- Waschmittel flüssig
- Fleckenreiniger
- Geschirrspülmittel für die Hand- und die Maschinenwäsche
- Obst- und Gemüsereiniger
- Luftreiniger als Spray und für Klimaanlagen
- Teppichreiniger für Hand- und Maschinenanwendung

- Rost- und Kalkreiniger
- Metallreiniger
- Autoreiniger
- Poolreiniger
- Poolwasserreiniger
- Zusatz für Badewanne und Whirlpool (Jakuzi)
- Zusatz zum Frischhalten von (Trink-)Wasserreserven
- Aquariumwasserreiniger
- See- und Teichreiniger
- Industriereiniger organisch sowie anorganisch

sowie in Kürze:
- Düngemittel
- Bodenregenerationsmittel
- Pflanzenheilmittel
- Brandschutzmittel
- Löschmittel.

In Planung sind:
- Ölreiniger für den Umwelteinsatz
- Luftreiniger für die Industrie
- Entgiftungsmittel für Mülldeponien und Industriemüll
- Güllezusatz
- Klärschlammreiniger
- Abwasserzusatz
- Anti-Schnee- und -Eis-Mittel für Autos, Wege, Straßen u.a.

Anwendungsmöglichkeiten

Einsatz in der Körperpflege

- zum Duschen. Es wirkt trockener Haut entgegen und ist eine Wohltat bei entzündlicher, ekzematischer und gereizter Haut. Reste alter Körperpflegemittel und anderer Belastungen können aus der Haut herausgelöst werden. Auch von Allergikern werden die SIW-Produkte meist sehr gut vertragen.
- zum Waschen. SI-Wasser ist auch für den Intimbereich hervorragend geeignet, da es die Schleimhäute weder reizt noch austrocknet. Bei Hämorrhoiden ist es unterstützend, sich nach jedem Stuhlgang mit SI-Wasser bzw. SIW-Flüssigseife zu waschen.
- zum Haare waschen. Die Haare werden von Anlagerungen durch Haarchemikalien entlastet und auch die Kopfhaut von belastenden Substanzen befreit. Kopfhautjucken und –Ekzemen wird spürbar entgegenwirkt.
- zum Händewaschen. Die Hände trocknen nicht mehr aus, müssen nicht mehr eingecremt werden und können ihren natürlichen Fettschutzmantel besser erhalten oder wieder herstellen. Die Hände sind vor der Aufnahme von bela stenden Substanzen besser geschützt.
- als Gesichtswasser, Kopfhauttonikum oder Creme. Es glättet faltige und narbige Haut, die Porengröße reduziert sich und übermäßiger Talgbildung sowie Mitesserbildung wird entgegengewirkt. Trockene, empfindliche oder ekzematische Haut wird wieder geschmeidig, Juckreiz geht zurück, auch bei Insektenstichen.

Besondere Erfahrungen in der Körperpflege

- Trockene Haut erholt sich bereits in kurzer Zeit wieder sehr gut durch das Vermeiden herkömmlicher – oft austrocknender – Körperpflegemittel und die Anwendung von SIW Produkten zum Händewaschen, Duschen und Geschirr spülen.

- Trockene oder verhornte Haut kann mit SIW-Creme oder. SIW-Spray wirkungsvoll behandelt werden.
- Pickel, Ekzeme oder verpilzte Hautstellen sowie kleine Verletzungen heilen schneller ab, wenn man sie mit SI-Wasser (Nahrungsergänzung oder Spray) betupft. Allerdings ist auch das regelmäßige Trinken der SIW-Nahrungsergänzung als Ergänzung zu empfehlen.
- Entzündungen im Mundraum heilen schneller ab, wenn man morgens und abends mit der SIW-Nahrungsergänzung den Mund spült.
- Hämorrhoiden können innerhalb kurzer Zeit beschwerdefrei werden, wenn man den Afterbereich nach jedem Stuhlgang mit SIW-Duschbad oder Handseife wäscht.

Einsatz im Haushalt

- Metallische Reinigungsgeräte, in denen SIW-Produkte benutzt werden, werden besser vor Korrosion und Abnutzung geschützt. Dies macht sich inbesondere bei Waschmaschinen und Spülmaschinen bemerkbar.
- Zum Geschirr spülen. Schmutz und Fett lösen sich leicht vom Geschirr ab, durch die Verbindung mit dem SI-Wasser wird das (Ab-)Wasser in der Reinigung unterstützt. Die Hände werden maximal geschont und sogar zusätzlich gepflegt, da keine Belastung von den Mitteln ausgeht. Haushaltshandschuhe sind zum Spülen meist nicht mehr nötig. Beim Einsatz in der Geschirrspülmaschine lösen sich auch hartnäckige Speisereste und die Gläser glänzen richtig schön. Es ist kein Klarspüler mehr nötig, Salz muss allerdings weiterhin zugegeben werden.
- In der Waschmaschine. Bei neuer, noch nicht so oft mit herkömmlichen Mitteln gewaschener Kleidung bemerkt man die Vorzüge von SI-Wasser bzw. SI-Waschmittel besonders gut: die Wäsche bleibt weicher, man braucht keinen Weichspüler mehr und Flecke gehen besser raus, als man es sonst kennt. Selbst ältere Wäsche wird wieder weicher. Hartnäckige Flecke kann man mit etwas SIW-Waschmittel oder SIW-Fleckenmittel vorbehandeln. Je frischer sie sind, umso besser gehen sie raus. Ggf. den Vorgang noch einmal wiederholen.
- Glas und glatte Oberflächen können leicht gereinigt werden. Entweder man verdünnt den Reiniger mit Wasser oder verwendet ihn in hartnäckigen Fäl-

len pur. Bei groben Verschmutzungen immer erst einige Minuten einwirken lassen oder den Reiniger vorher anwärmen bzw. mit warmem Wasser mischen.

- Für Teppiche und Möbelstoffe. Als Basisreinigung oder bei Verschmutzungen das Mittel entweder gleichmäßig auf der ganzen Fläche anwenden oder auch lokal vorbehandeln. Dann trocknen lassen und hinterher mit dem Staubsauger absaugen.
- Autowäsche. Der Lack wird geschont, weil die Verschmutzungen sich leichter lösen. Der Glanz wird sehr schön und einer Korrosion wird vorgebeugt. Auch für Autowaschanlagen ist der SIW-Autoreiniger hervorragend geeignet.
- Luftreinigung. SI Wasser in der Sprühflasche ist ein perfekter Geruchsneutralisator. Ob Bratengeruch oder Angebranntes, muffige Schuhe und Kleidung oder Tierurin, innerhalb kürzester Zeit ist keine Geruchsbelästigung mehr wahrzunehmen.
- Obst- und Gemüsereinigung. Die Früchte bleiben länger frisch und schmecken besser, wenn man sie für einige Minuten in Wasser einlegt, dem etwas SIW-Obst- und Gemüsereiniger zugegeben wurde. Verunreinigungen in der Schale wird entgegengewirkt.

Besondere Erfahrungen im Haushalt

- Hartnäckige Verschmutzungen lösen sich sehr leicht, wie z.B. von einer über Monate nicht geputzten und mit eingebrannten Essensresten verzierten Ofentür. Idealerweise das SIW-Reinigungsmittel mit etwas warmem Wasser mischen oder pur anwärmen und auftragen. Nach 5-10 Minuten Einwirkzeit kann man alle Verschmutzungen leicht abwischen. Oft reicht hierfür schon ein SIW-Spülmittel, bzw. der Universalreiniger. In besonders hartnäckigen Fällen können Sie auf Spezialmittel zurückgreifen, wie z.B. Industriereiniger oder Rostreiniger.
- Silberbesteck und andere versilberte Gegenstände werden durch die Behandlung mit SI-Reinigungsmitteln richtig schön sauber und bekommen einen matten Glanz. Sie laufen dann nicht mehr so schnell an, wie nach chemischer Behandlung und gerade beim Besteck hat man das gute Gefühl, keine Chemie mitzuessen. Durch die Reinigung mit SIW-Geschirrspülmittel wird dieser Effekt verstärkt.

Tipp: Der Reiniger für die Spülmaschine sollte vor der Anwendung unbedingt geschüttelt werden. Falls der SIW-Reiniger aus Ihrer Spülmittelklappe wieder herauslaufen sollte oder das Geschirr nicht richtig sauber wird, starten Sie das Spülprogramm erst ohne Reiniger und füllen ihn nach dem ersten Abpumpvorgang, nach ca. 2 - 3 Minuten direkt in die Maschine, wenn das Spülwasser beginnt, einzulaufen. So vermeiden Sie, dass das Mittel mit dem ersten Abpumpvorgang gleich wieder abgesaugt wird.

- Es bilden sich weniger Kalkablagerungen an den Armaturen und auf Oberflächen in Bad und Küche. Wenn es dennoch zu Ablagerungen kommt, lassen diese sich bereits mit bloßer Hand abreiben
- Hartnäckige Ränder, z.B. im WC, lösen sich wieder auf.
- Beim Fensterputzen bilden sich kaum noch Streifen. Fenster und Glasflächen bleiben länger sauber und nehmen weniger Staub an. Dies konnte ich auch an meinem Computerbildschirm sehen, einige Tage nachdem ich ihn mit SIW-Reiniger abgewischt hatte.

Einsatz in Gewerbe und Industrie

- Für die Reinigung von Maschinen (z.B. anorganischem Schmutz), Motoren (organischem Schmutz) und Arbeitsflächen in der Lebensmittel verarbeitenden Industrie (organischem Schmutz) sind SIW-Produkte hervorragend geeignet. Auf Arbeitsflächen wird gleichzeitig einer schädlichen bakteriellen Besiedelung entgegengewirkt und die Haut des Anwenders geschont.
- Behandlung von Rost, Kalk und Metalloberflächen. Hier kann mit wenig Reinigungsaufwand intensiv und umweltfreundlich gereinigt werden und einerNeuverschmutzung durch einen entsprechenden Schutzfilm vorgebeugt werden.
- Klimaanlage. Endlich eine Möglichkeit, Klimaanlagen Atemwege schonend zu betreiben. SI-Wasser wird in den Wassertank gegeben und damit einer Verkeimung entgegengewirkt.
- Frischhalten von Wasservorräten. Bei allen Arten von Wasservorräten, ob Trinkwasserreserven oder geschlossene Wasserkreisläufe, bildet das Wasser kaum noch Verschmutzungen aus, solange man die richtige Dosierung beachtet.

- In der Fischzucht kann das Wasser leichter sauber gehalten und die Fische vor Erkrankungen besser geschützt werden.
- Händewaschen. Zum Händewaschen bei hartnäckigen Verschmutzungen oder zur natürlichen Desinfektion.

Besondere Erfahrungen in Gewerbe und Industrie

- öl- oder lackverschmierte Hände werden mit SIW-Handseife für industriellen Einsatz spielend sauber, selbst Teerverbindungen wie Bitumen lösen sich nach kurzer Einwirkzeit und normaler Handwäsche. Man braucht keine chemischen Lösungsmittel oder Schmirgelstoffe mehr und keine Creme als Schutz, die sich beim Arbeiten oft eher unangenehm anfühlt. Dadurch werden und bleiben die Hände angenehm weich und zart und sind vor der Aufnahme giftiger Substanzen besser geschützt.
- Eine Raumpflegerin berichtete, dass sie mit den SIW-Reinigungsmitteln nur noch die halbe Zeit benötigt, bei gleichem und z.T. sogar besserem optischen Reinigungseffekt.
- Rost löst sich sehr gut von Metallen, wenn diese zuvor etwas angewärmt werden. Stellvertretend hier das Erlebnis eines Bekannten, der den Auspuff seines Motordrachens entrosten wollte. Zunächst hatte er mit dem SIW Rostreiniger keinen Erfolg. Er drehte dann erst eine Flugrunde, bis Motor und Auspuff heiß waren und ließ sie wieder ein wenig abkühlen. Sobald das Mittel nicht mehr verdampfen konnte, trug er es noch einmal auf. Der Effekt war, dass der Rost förmlich vom Auspuff abbröselte.

Wasserbehandlung

- Aquarium. Die Fische können ihre Gesundheit besser erhalten, Algenbildung wird entgegengewirkt und die Glasscheiben müssen kaum noch gereinigt werden. Der Sauerstoffgehalt im Wasser erhöht sich deutlich und kleinere Becken können sogar ohne Pumpe betrieben werden. Wenn ein pH-Wert von kurz unter 7 erreicht wird, kann und sollte mit der Zugabe des SIW-Aquariumreinigers pausiert werden.

- (Trink-)Wasservorräte. Siehe unter „Einsatz in Gewerbe und Industrie".
- Trinkwasserbehandlung. Dem täglichen Trinkwasser sollten einige Tropfen SI-Wasser (Nahrungsergänzung) hinzugeben werden. Schadstoffen wird entgegengewirkt und die Energie des Trinkwassers erhöht sich. Schadstoffe in Kaffee und Alkohol werden bei Zugabe ebenfalls gemindert, der Geschmack wird runder.
- Brunnenreinigung. Verschmutztes Brunnenwasser kann wieder regenerieren, soweit die Ursachen beseitigt wurden.
- Pool- und Poolwasserreinigung. Die Reinigung des Pools geht leicht und wirkt intensiv. Bei der Wasserbehandlung wird das Milieu des Wassers ausbalanciert in Bezug auf pH-Wert, Sauerstoffgehalt, Kalkablagerungen, Algen- und Bakterienbildung. Es bilden sich viele kleine Sauerstoffbläschen, durch die das Schwimmen zu einem echten Erlebnis wird.
- Whirlpool/Jakuzi/Badewanne. Auch hier wird das Wasser physisch und energetisch optimiert.
- See- und Teichbehandlung. Das Milieu des Wassers wird ausbalanciert in Bezug auf pH-Wert, Sauerstoffgehalt, Algen- und Bakterienbildung.
- Behandlung von Flüssen und Meeresbuchten oder Ölteppichen.

Besondere Erfahrungen in der Wasserbehandlung

- Der Zusatz von Super-ionisiertem Wasser in Fußbad, Badewanne, Whirlpool oder Pool macht das Baden zu einem besonderen Erlebnis. Kein Chlor belastet mehr die Haut und die Atmungsorgane, die Haut wird nicht ausgetrocknet und der Körper fühlt sich wohlig energetisiert an. Wer unter Ekzemen oder juckender Haut leidet, wird diese Wirkungen besonders zu schätzen wissen.
- Poolbesitzer können das Wasser beim Abpumpen – wenn mal generalgereinigt werden muss – einfach in den Garten leiten und es als hochwertiges Gießwasser verwenden.
- Eine Poolbesitzerin berichtete, dass sie durch den Einsatz des SIW-Poolreinigers sogar ihre Umwälzpumpe abschalten konnte.
- In der Teichpflege besteht oft die Gefahr der natürlichen Überdüngung, wenn zu viele organische Stoffe eingebracht werden, z.B. durch Laub. Durch die Zugabe des entsprechenden SIW-Mittels, in diesem Fall dem SIW Teichreiniger,

löst sich dieses Problem, weil die verbliebenen organischen Bestandteile nach einiger Zeit an die Oberfläche kommen. Soweit keine Fische im Teich sind, die sich davon ernähren, können und sollten sie abgeschöpft werden.

Beispiel: Teichbehandlung

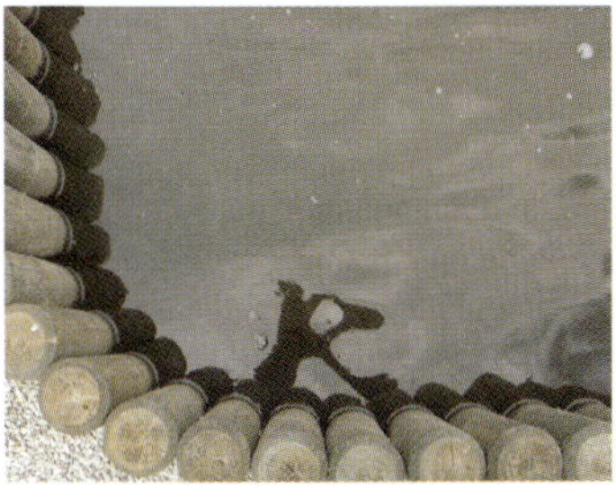

1. Vor der Behandlung: trüb und dunkel

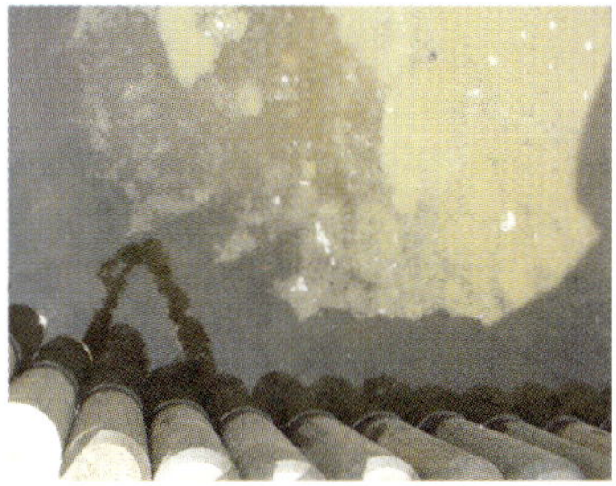

2. Nach der Behandlung: Gebundene Gifte steigen auf

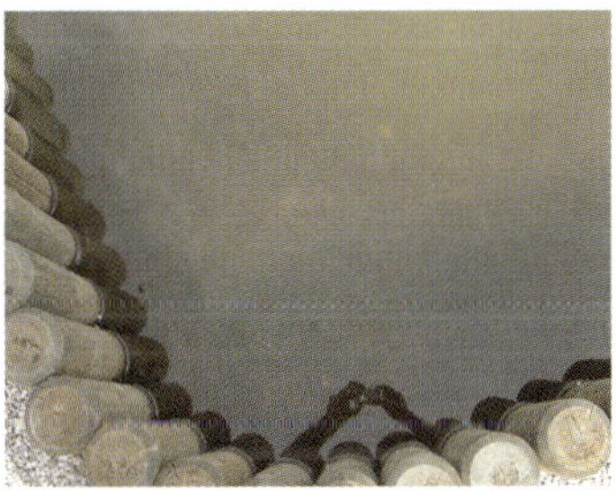

3. Die Gifte werden zersetzt und sinken ab

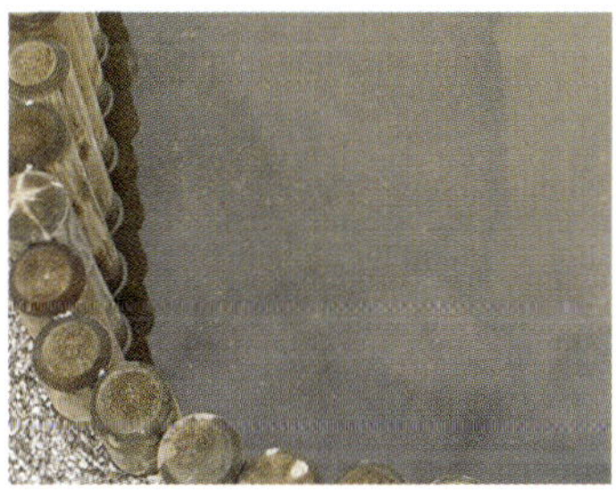

4. Das Wasser ist deutlich klarer geworden

Landwirtschaft

- Bodenbehandlung. Der Boden wird von Giften gereinigt, wie sie in Form von Pestiziden, Insektiziden und Düngemitteln oft in hoher Konzentration vorkommen. Bei regelmäßiger Behandlung des Bodens und/oder der Pflanzen mit entsprechenden SIW-Mitteln kann man auf diese Chemikalien verzichten.
- Verkarsteter oder ausgelaugter Boden kann regeneriert werden, ebenso wie

Landstriche, die der Wüstenbildung unterliegen.
- Flüssigmistbehandlung. Gülle wird von Giften gereinigt und biologisch ins Gleichgewicht gebracht. So wird echter Dünger daraus.
- Für kranke Pflanzen gibt es ein Mittel zur Regeneration.
- Ausdehnen der Wuchs- bzw. Ernteperiode durch verändertes Frostverhalten des in den Pflanzen gespeicherten Wassers.

Schutzmaßnahmen

- Brandschutz. Verschiedene Materialien können vor dem Entflammen geschützt werden, z.B. Dämmstoffe und Holz, aber auch die Anzüge der Feuerwehrleute und andere Utensilien. Es kann zu einem Schwelen kommen, aber ein Entflammen findet nicht statt. So ist das Material vor dem Verbrennen und ein Brandherd besser vor Ausbreitung geschützt, er kann leichter gelöscht werden. Der Schutz hält während der gesamten Lebensdauer dieser Materialien an.
- Bei Waldbränden kann in wesentlich kürzerer Zeit das Feuer gelöscht und die Gefahr des wieder Entflammens eingedämmt werden. Gelöschte Erdoberflächen sind nicht biologisch abgestorben, die natürliche Flora kann sich wieder einstellen. Feuerlöschflugzeuge können vorbeugend behandelt werden. Belastungen der Atemwege durch Ruß- und Staubentwicklung wird entgegengewirkt, da SI-Wasser gleichzeitig eine Luft- bzw. Rauchreinigung bewirkt.
- Löschen von Benzinbränden. Benzin- und andere petrochemische Brände können schnell und gefahrlos gelöscht werden. Die bei Bränden entstehenden Giftgase werden durch das Löschen mit SIW zu Wasserstoff umgewandelt. Es ist zu beobachten, dassschwarzer Rauch sich in eine weiße Dampfwolke umwandelt.
- Für Benzintransporte kann Benzin in ein unbrennbares Gel verwandelt wer den. Dieser Prozess lässt sich dann wieder umkehren. Dadurch wird das Benzin noch energiereicher, als es vorher war, obwohl es nicht mehr explodieren kann.
- Mülldeponien und kontaminierte Böden können leicht und wirkungsvoll entgiftet werden und sind hinterher sogar als Ackerland nutzbar, ohne Austausch des Erdreiches.
- Reinigung von kontaminiertem Wasser in Industrie und Umwelt.
- Klärung von Abwasser.

- Schutz vor und bei Radioaktivität durch individuelle Maßnahmen.
- Hilfe bei Umweltkatastrophen, insbesondere Ölpesten und Verunreinigungen durch Erdöl und petrochemische Stoffe.
- Luftreinigung für Industrieabgase und Kraftfahrzeuge in Form von individuellen Lösungen.
- Flugzeuge könnten über abgasbelastete Städte oder bei Katastrophen über das betroffene Gebiet fliegen und ein Gemisch aus Wasser und SIW versprühen, um die Verschmutzungen zu reinigen.
- Umweltschützende Schneebeseitigung. In Städten und Parks sowie auf Autobahnen und Landstraßen können Schnee und Eis absolut umweltfreundlich abgetaut werden und sogar alte Belastungen im Erdreich entgiftet werden.
  Beispiel: Brandschutz

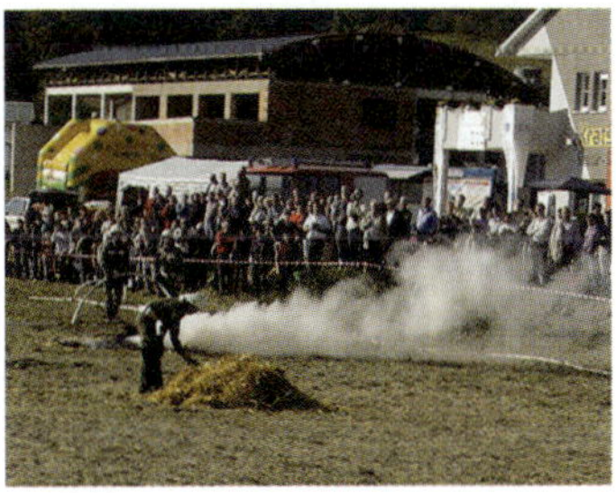

1. Stroh wurde mit SIW Brandschutz-mittel behandelt: es lässt sich mit einer Gaslötlampe nicht mehr entzünden.

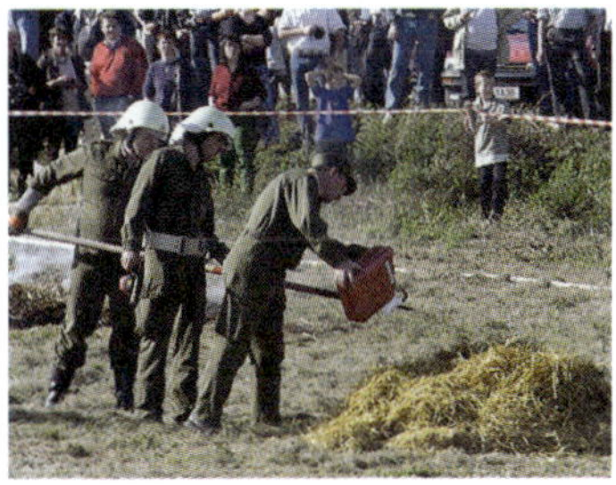

2. Das selbe Stroh wird mit Benzin übergossen

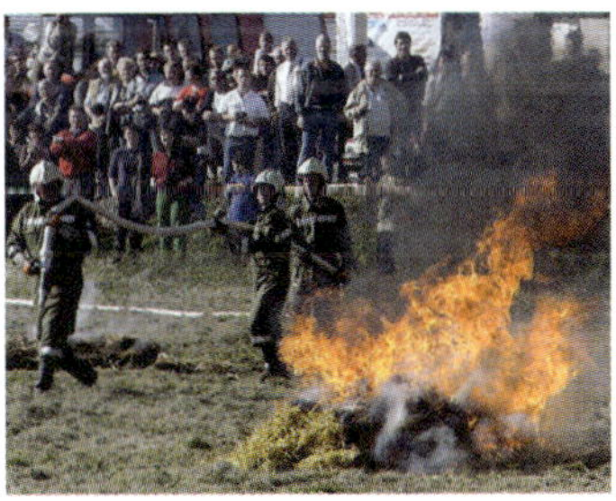

3. Das Benzin verbrennt, der Stroh-haufen selbst fängt kein Feuer.

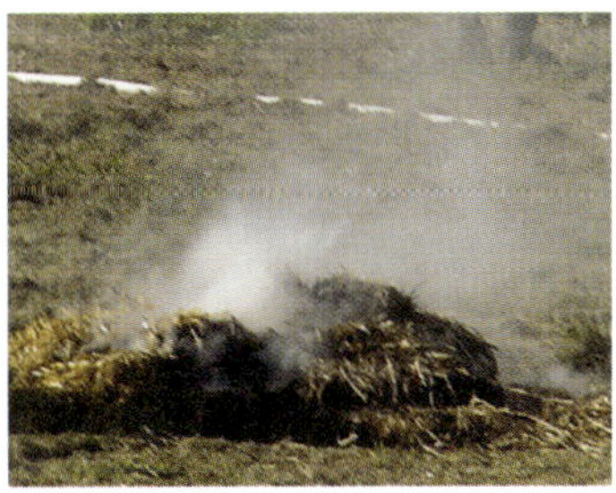

4. Das Feuer geht von selbst aus, das Stroh ist lediglich ein wenig angekohlt.

Ayhan Doyuk

Im Gespräch mit Ayhan Doyuk, dem Entdecker und Entwickler des Super-ionisierten Wassers, habe ich versucht, mehr über ihn als Mensch zu erfahren. Es ist faszinierend, ihn zu erleben, und mit welcher Kraft und welcher Liebe er seine Vision umsetzt. Er hat fast die ganze Welt bereist, mit den jeweiligen Regierungsvertretern gesprochen und unzählige Umweltprojekte unentgeltlich durchgeführt und begleitet. Mit einigen Ländern arbeitet er ansatzweise gut zusammen, während die meisten noch keine konkreten Schritte für präventive Schutzmaßnahmen eingeleitet haben, wie es eigentlich sinnvoll wäre.

Ayhan Doyuk erzählt kaum etwas privates von sich. Es sagt, dass es nicht wichtig sei und betont: „Wir sind alle miteinander verbunden und sind alle ein Stück von Gott". Wir selbst, jeder einzelne von uns sei wichtig, nicht er. Wir hätten die Möglichkeit, sein Wesen intuitiv zu erfassen ohne es an einzelnen Stationen seines Lebens festmachen zu müssen. Indem er seine Energie an viele andere Menschen weitergibt, könne sie für den einzelnen erfahrbar werden. So wirkt Ayhan Doyuk für uns als Vermittler, ebenso wie das von ihm entdeckte SI-Wasser.

Ayhan Doyuk ist in der Türkei geboren, fühlt sich allerdings als Erdenbürger und keiner einzelnen Nation oder Religion zugehörig. Ich habe ihn gefragt, wie er seine Kindheit verlebt hat und ob er schon damals ahnte, welche Mission er auf der Erde hat. Er hat daraufhin erzählt, dass er keine konkreten Gedanken dahingehend hatte, dass es aber etwas gab, das richtungsweisend für ihn war: Von klein auf hat er sich der Natur sehr verbunden gefühlt. Er hielt sich in der Natur auf, wann immer er konnte und fühlte sich dort geborgen. In allen Lebenslagen waren die Wälder und das Wasser sein Bezugspunkt. So sagt er, dass er ein tiefes Verständnis der natürlichen Gesetzmäßigkeiten und Zusammenhänge erhalten hat, die ihm immer wegweisend waren. Er beschreibt auch, dass das Fühlen für ihn viel wichtiger ist, als das Denken und dass er die Dinge „anders sieht" als die meisten Menschen. Als würde er seine Umwelt von innen erfassen, ohne sich von der äußeren Hülle beeindrucken zu lassen.

Als Ayhan Doyuk heran wuchs, bemerkte er zunehmend, dass das Verhalten der meisten Menschen den natürlichen Gesetzmäßigkeiten völlig zuwider läuft.

Er hatte oft das Gefühl, dass die Dinge „falsch herum" betrachtet und angepackt wurden, woraus eine Vielzahl unserer heutigen Probleme resultiert. Er sagt auch, dass es uns an „weiblicher Energie" mangelt und wir die rationalen verstandesmäßigen Anteile überbetonen. Das Fühlen, die Liebe und das tiefere Verständnis der Dinge kämen viel zu kurz. Der Auslöser für Ayhan Doyuks heutige Tätigkeit waren seine geschäftlichen Reisen nach Saudi-Arabien, bei denen er massiver Ölkatastrophen gewahr wurde, für die es keine Abhilfe zu geben schien. Er hatte das dringende Bedürfnis, Unterstützung zu leisten und hatte die Vision, dies mit Wasser zu tun. So begann er, nach Möglichkeiten zu forschen und durch seine Intuition geleitet den Prototyp des heutigen Super-ionisierten Wassers zu entwickeln. In jahrelangem Studium und intensiver Zusammenarbeit mit Wissenschaftlern, zum Teil im eigenen Institut, hat er die Anwendungsmöglichkeiten des SI-Wassers für den Menschen und die Natur erforscht und das Wasser optimiert, so dass wir heute von ausgereiften Produkten profitieren.
Jetzt sind wir es, die seine Vision und ihre Umsetzung weiter tragen können...

Künstliche Strukturen überwinden

Ayhan Doyuk hat jahrzehntelang versucht, mit den Regierungen der Welt zu einem Konsens über Umwelt- und Katastrophenschutzmaßnahmen zu gelangen. Er wurde meist freundlich empfangen und zu weiteren Projekten ermutigt, aber es kam in keiner Weise zu einer Umsetzung seiner Ideen. Ayhan Doyuk sagt, dass er viele Jahre nur hin und her gereist ist, um Ängste und Vorurteile abzubauen. Wenngleich die spontane Begeisterung von Regierungsseite oft groß war, konnte man sich nicht zu weiteren Schritten durchringen. Die Verflechtungen der Gesetze, Strukturen und Vorbehalte waren anscheinend nicht zu überwinden. Dabei ging es nichteinmal um Geld sondern zumeist um ein grundsätzliches Umdenken, zu dem man noch nicht bereit oder in der Lage war. So war es kaum möglich, Super-ionisiertes Wasser auf Ölteppiche aufzubringen oder in Flüsse zu geben, weil man von Regierungsseite aus nicht sicher war, was das SIW bewirkt. Die Reinigung eines Öl verseuchten Strandes wurde beispielsweise gestattet, aber ein Einbringen des Wassers in das belastete Meer selbst wurde nicht genehmigt. Es gab keine Flexibilität in Bezug auf eine mögliche gemeinsame Umsetzung.

Ayhan Doyuk sagt auch, dass er die Donau und den Rhein unentgeltlich reinigen würde, wenn er die Erlaubnis bekäme. Bisher gibt es allerdings keine Reaktion von behördlicher Seite.

Nach vielen offenbar nutzlos verstrichenen Jahren hat er sich nun entschlossen, das Super-ionisierte Wasser in erster Linie privaten Haushalten und Betrieben zur Verfügung zu stellen und es auf diese Weise zu verbreiten. Allein durch die tägliche Anwendung in Form von haushaltsüblichen Reinigungs- und Körperpflegemitteln wird das Abwasser Liter für Liter sauberer, ohne dass es eines Antrages hierfür bedarf. Diese großflächige Wasserbehandlung wirkt vermutlich sogar umfangreicher, als Einzelprojekte. Zusätzliche direkte Umweltprojekte können diese Wirkung unterstützen. Zum Abschluss möchte ich Ihnen Ayhan Doyuks Vision vermitteln, die ich nach seiner Darstellung sinngemäß wiedergeben habe.

Die Umsetzung einer Vision (nach Ayhan Doyuk)

Wir leben mitten im Paradies. Dieses Paradies wurde jedoch von unnatürlichen destruktiven Einflüssen überdeckt, die den Eindruck von Chaos, Dreck und Krankheit als vordergründig erscheinen lassen. Indem man uns erzählt hat, wir hätten das Paradies verloren und wir könnten es bestenfalls woanders finden, haben wir die Verantwortung für uns und unsere Umwelt abgegeben. Indem wir es leugneten, haben wir unsere Vorstellung eines „Zweite-Wahl-Lebensraumes" verwirklicht, der oft mehr einer Müllhalde gleicht, als einem idealen Lebensraum. Unser Wasser ist so gut wie tot, es hat mit dem, was Wasser eigentlich ist, kaum noch etwas zu tun. Dabei ist nicht die Verschmutzung das Hauptproblem, sondern die Energie. Wir verfügen kaum noch über regenerative, aufbauende Energie, weil wir überwiegend destruktive Energie nutzen, die das natürliche Gleichgewicht zerstört hat.

Durch die Entstehung der vielen verschiedenen Religionen haben wir uns nicht nur von unserem Lebensraum sondern auch von unseren Mitmenschen abgetrennt. Anstatt unsere Gemeinsamkeiten zu pflegen, wurden die Unterschiede überbetont, die zu vielfältigen Konflikten geführt haben. Religion und Politik wirkten oft Hand in Hand und waren häufig kaum voneinander zu unterscheiden. Jeder hielt seine Weltanschauung für die einzig richtige. Dabei sind wir alle Erdenbürger und haben die besten Möglichkeiten, in Frieden ein natürliches kraftvolles Umfeld zu bewohnen. Für 60 Milliarden Menschen bietet die Erde problemlos Raum und

Versorgung, wenn das Ackerland im ganzheitlichen Sinne bewirtschaftet wird. Bisher haben wir größtenteils nach einem Muster gelebt, das nicht förderlich war. Angst, Ego und Kämpfe standen im Vordergrund, teils aktiv, teils passiv. Wenn wir der weiblichen (sanften) Energie, dem Gefühl und der Intuition wieder die Steuerung überlassen und unseren Verstand die Position des Beraters einnehmen lassen, können der innere und der äußere Kampf ausheilen. Wir können wieder mit der Natur in Einklang leben und unseren Alltag nach den natürlichen Gesetzmäßigkeiten ausrichten. Dazu ist es auch hilfreich, „im Moment" zu sein, jeden Augenblick des „Jetzt" bewusst zu leben und Vergangenheit und Zukunft nicht länger als Ausreden zu benutzen.

Die Nutzbarmachung des Erdöls war ein massiver Eingriff in den Kreislauf der Natur. Zum einen durch die übermäßige Entnahme eines Rohstoffes, der dadurch dem natürlichen Kreislauf nicht mehr folgen konnte, zum anderen, weil der über Jahrmillionen eingelagerte Kohlenstoff durch Verbrennung in Form von Kohlendioxid in viel zu kurzer Zeit wieder an die Natur abgegeben wird. Unser Klima und unsere Umwelt wurden dadurch massiv beeinträchtigt. Erdöl ist unvollständig umgesetzte Biomasse. Diese Biomasse sollte sich idealer Weise wieder in Rohstoff umwandeln, der als Nahrung für Pflanzen und damit auch für Menschen und Tiere zur Verfügung steht. So, wie uns das Erdöl heute vorliegt, ist es im natürlichen Kreislauf nach unseren Maßstäben zwar an einer Endstation angelangt, wir können es aber wieder in den Kreislauf integrieren. Hierfür steht uns das Super-ionisierte Wasser zur Verfügung. Wenn es in der Demonstration zum Beispiel mit Benzin gemischt wird, verbrennt es ohne Ruß. Schadstoffemissionen werden so vermieden und alle Bestandteile des Erdöls vollständig genutzt. Es bleiben keine Rückstände. Darüber hinaus zeigt uns Super-ionisiertes Wasser einen Weg auf, bewusster und sparsamer mit Erdöl umzugehen und neue Energiegewinnungsmethoden zu entwickeln. Wir brauchen keinen Raubbau mehr an der Erde zu betreiben. Durch den Einsatz von Super-ionisiertem Wasser können Kriege um Öl und Kriege um Wasser vermieden werden, es ist für alle genug da. Auch kann sich systematisch wieder die natürliche, harmonische, aufbauende Energie durchsetzen, die lange überdeckt war. So können wir auch die Angst loslassen, die zu den verqueren Strukturen unserer Welt geführt hat. Wenn für jeden dann ausreichend Rohstoff und gesunder Lebensraum zur Verfügung steht, sind wir unserer Vorstellung vom Paradies und einem liebevollen Miteinander wieder sehr nahe gerückt.

Vielen Dank.

Abschluss

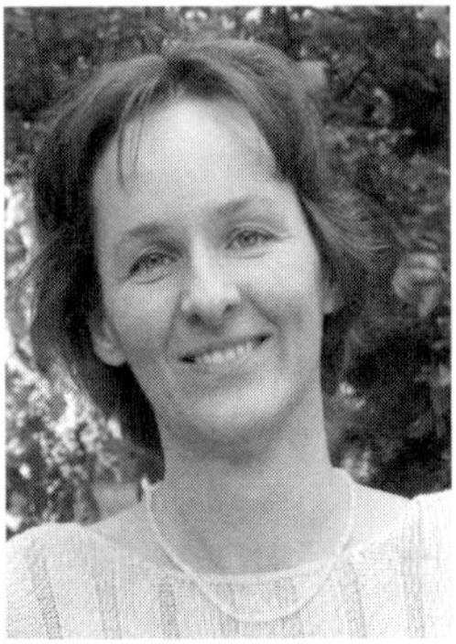

Liebe Leserin, lieber Leser,

ich möchte mich für Ihre Offenheit gegenüber neuen Erkenntnissen und alternativen Möglichkeiten der Umweltsanierung und der Heilung bedanken. Wenn Sie besondere Erfahrungen mit Super-ionisiertem Wasser machen, die Sie anderen Lesern und Anwendern zur Verfügung stellen möchten, freue ich mich über Ihre Zuschrift.

Ich möchte mit dem Gedicht eines (mir) unbekannten Meisters schließen, der meine Achtung dem Element Wasser gegenüber besonders gut zum Ausdruck bringt.

Mit den besten Wünschen

Ina Gutsch

Herr lass mich sein, wie das Wasser ist!

Wasser ist völlig widerstandslos und
überwindet doch den stärksten Widerstand.

Wie immer die Gestalt eines Gefäßes sein mag,
das Wasser passt sich dieser Form an.
Und doch formt nichts anderes so intensiv
wie das Wasser. Denn es war das Wasser,
das den Kontinenten die Form gab.

Wasser arbeitet, aber es strengt sich niemals an.
Es kann eine Mühle antreiben
oder eine Stadt erleuchten,
aber es wird niemals müde.

Wasser ist farblos, aber was ist ein
Regenbogen anderes als Wasser?

Wasser ist geschmacklos, aber
ohne Wasser würde nichts schmecken.

Wasser lehrt uns Demut, denn es sammelt
sich stets am niedrigsten Punkt, und doch beugt sich
selbst der Mächtigste zu ihm herab, um zu trinken.

Herr, lass mich sein wie das Wasser ist.
So formbar und so formend und so demütig.

Häufige Fragen zu Super-ionisiertem Wasser

Warum gibt es Super-ionisiertes Wasser nicht pur zu kaufen?

Super-ionisiertes Wasser ist in unverdünntem Zustand extrem stark und schmeckt bitter. Für die Einnahme und die Reinigung ist es in dieser Konzentration nicht geeignet und kann sich bei unsachgemäßem Gebrauch u.U. sogar schädlich auswirken. Außerdem muss jedes Produkt, das eine besondere Eigenschaft hat, für einen bestimmten Verwendungszweck deklariert werden. Selbst, wenn es verdünnt würde, kann man schlecht: „Trinkwasser, Haushaltsreiniger, Industriereiniger, Löschmittel und Lösungsmittel" (...etc.) draufschreiben. Das wäre für die meisten verwirrend und unglaubwürdig. Insofern hat man sich entschlossen, das Wasser für den jeweiligen Zweck in der benötigten Verdünnung, dem jeweiligen optimalen Mischungsverhältnis der beiden Ausgangswässer und mit weiteren Zusatzstoffen anzubieten. Die Zusatzstoffe erleichtern die Handhabung (z.B. Verdickungsmittel im Duschgel) und sorgen für die erforderlichen gesetzlichen Voraussetzungen in bezug auf Inhalt und Deklaration.

Es soll ein konzentriertes SI Wasser geben. Gibt es das im Handel?

Es wird derzeit ein SI Wasser erforscht, das höher konzentriert ist, als die Nahrungsergänzung. Die Anwendung dieses Wassers kann sehr starke Reinigungsreaktionen hervorbringen, weshalb es ausschließlich unter heilkundlicher Aufsicht bzw. in therapeutischer Begleitung eingenommen werden darf. Es wird eine entsprechende medizinische Zulassung angestrebt. Erfahrungsgemäß dauert dieser Vorgang einige Jahre. Das Produkt wird erst mit der Zulassung erhältlich sein und wird voraussichtlich über Apotheken vertrieben werden.

Ist Super-ionisiertes Wasser mit Hunza-Wasser oder anderen energetisierten Wassern zu vergleichen?

Jedes behandelte Wasser hat individuelle Eigenschaften. Die wichtigsten Kriterien sind Reinheit und Energiegehalt. Die Energie wiederum kann unterteilt werden nach der Intensität, der Dauer, für die sie erhalten bleibt oder nach spezifischen Wirkungen, wie z.B. eine niedrige Oberflächenspannung oder die Ausbildung bestimmter Strukturen. Ich kenne kein anderes Wasser, das exakt dieselben Eigenschaften aufweist, wie Super-ionisiertes Wasser. Insbesondere die Eigenschaften wie die Verbindung mit Öl, das Löschen von Benzinfeuer, die Zersetzung organischer Gifte, die Leitfähigkeit für Strom und der ständige Stromfluss sind bisher von keinem anderen Wasser bekannt geworden. Je nachdem, wofür Sie eine Wasserenergetisierung benötigen, sollten alle relevanten Aspekte bei der Auswahl berücksichtigt werden.

Wie lange soll man Super-ionisiertes Wasser (als Nahrungsergänzung) einnehmen?

Für eine Basis-Trinkkur bieten sich zwei Liter über vier bis sechs Monate an, in einer mittelhohen Dosis, je nach Packungsangabe. Idealer Weise führt man die Kur dann so lange fort, bis man sich deutlich energetischer fühlt. Danach kann man entweder pausieren, weil das Körperwasser bereits balanciert ist oder aber sein Trinkwasser zumindest mit einigen Tropfen Nahrungsergänzung energetisieren.

Ich nehme Medikamente ein. Ist die zusätzliche Einnahme von SI Wasser sinnvoll bzw. könnte irgendetwas dagegen sprechen?

Eine unerwünschte Wechselwirkung ist bei vorschriftsmäßiger Dosierung des SI-Wassers im allgemeinen nicht zu erwarten, allerdings kann es sein, dass die Dosierung einiger Mittel anders eingestellt werden muss. Deshalb sollten Sie sich diesbezüglich mit Ihrem behandelnden Arzt besprechen. Natürliche Heilmittel können im allgemeinen wie üblich dosiert werden. Um jedoch ganz sicher zu gehen, sprechen Sie sich besser mit Ihrem Behandler über die Einnahme ab.

Sind die SIW Produkte „bio"? / Warum sind z.T. Zutaten enthalten, die aus ganzheitlicher Sicht nicht optimal sind?

Die Produkte entsprechen aufgrund ihrer Zusammensetzung (noch) nicht den Bedingungen für biologische Produkte, sind in ihrer Wirkung allerdings zumeist besser. Das bedeutet, sie sind zu 100 % biologisch abbaubar, in keiner Weise schädigend für Mensch und Umwelt, dabei hochintensiv in der Reinigungswirkung und reinigen aktiv die Umwelt mit.

Die SIW-Produkte wurden bisher in der Türkei hergestellt. Dort ist der „Bio-Gedanke" noch nicht so weit verbreitet. Dennoch steht fest, dass die Mittel noch intensiver wirken würden, wenn sie auf biologischer Basis hergestellt werden würden. Zur Zeit finden umfangreiche Umstellungen im Produktionsprozess statt. Unter anderem ist eine Produktionsstätte in Europa im Aufbau. Im Zuge dieser Veränderungen soll Schritt für Schritt auf biologische Produktion umgestellt werden.

Ich benutze bereits Bioreiniger. Soll ich trotzdem auf SIW-Mittel umsteigen?

Die Eigenschaft eines „Bioreinigers" (neben der Reinigungswirkung) ist, dass er der Umwelt und dem Körper nicht schadet. Reiniger auf SIW-Basis hingegen tragen aktiv dazu bei, bereits bestehenden Verschmutzungen der Umwelt und des Körpers entgegenzuwirken. Sie schonen die Umwelt nicht nur, sie verbessern sie in ihrer Qualität und ihrem Milieu. Außerdem ist die Reinigungsleistung der SIW basierten Mittel so gut, dass die meisten Bioreiniger und selbst einige der „scharfen" Mittel nicht die gleiche intensive und nachhaltige Wirkung wie SIW-Mittel haben.

Super-ionisiertes Wasser hat Eigenschaften, die sich scheinbar widersprechen. Mal lässt es Benzin brennen, mal löscht es Benzinfeuer. Wie hängt das zusammen?

Das kommt daher, dass es zwei verschiedene Arten von Super-ionisiertem Wasser gibt, die je nach Mischungsverhältnis auch im Endprodukt unterschiedliche Eigenschaften ergeben.

Wenn Super-ionisiertes Wasser Bakterien entgegenwirkt, werden dann nicht die auch guten zerstört?

Nein. Das SI-Wasser zerstört keine Bakterien, sondern reguliert das Milieu, in dem sie leben. Die aufbauenden Mikroorganismen benötigen ein anderes Milieu, als die abbauenden, was am leichtesten über den pH-Wert nachzuvollziehen ist. Dadurch reguliert sich die bakterielle Besiedelung gewissermaßen selbst. Dementsprechend werden die ungünstigen Mikroorganismen zwar abgesondert aber nicht aktiv zersetzt. Sie haben eigene Mechanismen der Umwandlung. Dies ist für den Körper und die Natur sehr verträglich.

Ich kenne einen See, der sehr stark verschmutzt ist und biologisch fast tot. Die zuständige Gemeinde will Hilfe leisten, ist aber ratlos. Können SIW Mittel da helfen und was muss ich tun?

Es gibt einen speziellen See- und Teichreiniger, der für solche Fälle eingesetzt werden kann. Bis zu einer Größe von 20 x 20 m kann der handelsübliche SIW-Teichreiniger verwendet werden. Bei größeren Gewässern wird ein Profil der Schadstoffe benötigt, die den See am stärksten belasten (am besten in Form einer Analyse) sowie die Wassermenge, die er enthält. Wenn die Gemeinde an einer Sanierung mit SIW interessiert ist, kann sie diese Daten (ggf. über Sie) an den Hersteller einsenden. Hierfür wenden Sie sich bitte an Ihren SIW Händler, der dann mit dem Hersteller Kontakt aufnimmt oder an den Verlag.

Die Gemeinde erhält dann ein Angebot zu Sonderkonditionen über die benötigte Menge an Reiniger. Der See- und Teichreiniger wird dann mit Hilfe eines handelsüblichen Sprühgerätes oder einer Pumpe auf die Wasseroberfläche aufgebracht. Es wurden bereits sehr viele Anfragen eingereicht, weshalb Sie mit längerer Wartezeit rechnen sollten.

Wenn die Produkte so gut sind, warum sind sie noch nicht weiter verbreitet?

Ayhan Doyuk hat sich Jahre lang auf die Zusammenarbeit mit Regierungen in aller Welt konzentriert, was sich als so gut wie nicht umsetzbar erwiesen hat. Als alltägliches Beispiel nennt er die Schwimmhallen. Wie kann er ein Mittel vermarkten, das Chlor in Schwimmhallen überflüssig machen würde, wenn die Gesetze dessen Verwendung vorschreiben? So gibt es immer wieder Hindernisse, die der eigenen Logik zuwider laufen. Deshalb werden die Produkte jetzt vorrangig für private Haushalte und Gewerbebetriebe angeboten, da hier nur die Vorschriften für die jeweiligen Produkte zu beachten sind, was sich wesentlich leichter umsetzen lässt.

Gibt es weitere Dokumentationen über die Wirkung von Super-ionisiertem Wasser?

Er gibt verschiedenste Untersuchungen in mehreren Sprachen. Einiges davon wird derzeit zusammengestellt. Weiterführende Untersuchungen werden voraussichtlich erst möglich sein, wenn einzelne Regierungen, Universitäten oder Firmen Interesse an einer Zusammenarbeit zeigen und sich an den kostspieligen Forschungen und Dokumentationen beteiligen. Ayhan Doyuk ist für Kontakte dankbar, die eine profunde Dokumentation der Wirkung des SI-Wassers ermöglichen.

Danksagung

Ich möchte mich bei allen bedanken, die mithelfen, unsere Welt neu zu erschaffen und Lösungen für die vielfältigen Probleme unserer Zeit zu erkennen und umzusetzen. Mein besonderer Dank gilt all denen, die die Verbindung aus Wissenschaft und Spiritualität fördern und weiter tragen, damit das in beiden Bereichen vorhandene Wissen noch besser umgesetzt werden kann.

Widmung

Dieses Buch widme ich dem Kind in uns, das sich seine Fröhlichkeit, seine Liebe und sein Vertrauen bewahrt hat.

Glossar

Aggregatzustand

Erscheinungsform eines Stoffes, fest, flüssig oder gasförmig

Atom

Kleinste, mit chemischen Methoden nicht weiter zerlegbare Einheit eines chemischen Elementes, die noch die für das Element charakteristischen Eigenschaften besitzt. Es setzt sich aus dem Atomkern (Protonen und Neutronen) und der Atomhülle (Elektronen) zusammen.

Biophotonen

Eine ultraschwache Lichtstrahlung, die am Informationsaustausch beteiligt ist, z.B. zwischen Zellen. Außerhalb des Körpers von Mensch, Tier oder Pflanze spricht man von Photonen.

Dipol

Wasser hat starken Dipolcharakter, d.h., seine elektrische Ladungsverteilung ist auf einer Seite positiv und auf einer Seite negativ.

Elektronen

Negativ geladenes Elementarteilchen, das zusammen mit Protonen und Neutronen ein Atom bilden kann.

Formula

Der Markenname der Firma Arcadia Eden für Super-ionisiertes Wasser.

Goldener Schnitt

Ein Zahlenverhältnis. Wenn man die Zahl eins mit sich selbst addiert und dann jeweils zwei aufeinanderfolgenden Zahlen addiert, entwickelt sich eine unendliche Zahlenreihe, die Fibonacci Reihe (1+1=2, 1+2=3, 2+3=5, 3+5=8, 5+8=13, 8+13=21, 13+21=34, usw....) Wenn man eine dieser Zahlen durch die nächst höhere aus dieser Reihe teilt, ergibt sich (mit Rundungsungenauigkeiten) immer das selbe Zahlenverhältnis, der Goldene Schnitt. Beispiel: 21:34 = 0,617647. Dieser Wert wurde schon von den alten Griechen in der Architektur angewendet.

Infrarotspektroskopie/Spinresonanzspektroskopie:

Untersuchungsmethoden, die die Molekularstruktur von Verbindungen, auch von Flüssigkeiten, aufzeigen können.

Ionen

Atome oder Moleküle, die einen Mangel oder einen Überschuss an Elektronen haben.

Logarithmus

Aus griech. „Logos“ = Verhältnis und „Arithmos“ = Zahl. Beispiel: Im 10er Logarithmus haben die Zahlen 10, 100, 1000 und 10.000 den gleichen Abstand zueinander, man schreibt sie mit der Formel 10 hoch eins, 10 hoch zwei, 10 hoch drei, usw.

Metaphysik

Ein Grenzbereich der Physik, der sich mit den geistigen bzw. nicht-materiellen Phänomenen befasst.

Milieu

In diesem Zusammenhang der Lebensraum von Pflanzen, Tieren oder Kleinstlebewesen. Es ist verantwortlich für den Zustand eines natürlichen auf Wasser basierenden Systems, der entweder lebensfreundliche Mikroorganismen unterstützt oder das Aufkommen sog. pathogener, abbauender Mikroorganismen. Das Milieu steht direkt mit dem pH-Wert in Zusammenhang.

Moleküle

Verbindungen von verschiedenartigen Atomen.

Paradigma

Denkmuster, das das wissenschaftliche Weltbild bzw. die Weltsicht einer Zeit prägt.

Paradigmenwechsel

Eine erforderliche Veränderung eines Paradigma, wenn bestimmte Phänomene nach dem alten Paradigma nicht mehr erklärbar sind.

pathogen

krankheitsverursachend

pH-Wert (potentia hydrogenii)

Stärke bzw. Maßeinheit für die Konzentration von Wasserstoffionen in wässrigen Lösungen, die den Säure- oder Basengehalt der Lösung bestimmt. pH 7 ist der neutrale Wert, bei dem Säuren und Basen ausgeglichen sind.

Platonischer Körper

ein (Hohl-)Körper, der sich ausschließlich aus gleichseitiger Flächen zusammensetzt (aus Quadraten, Dreiecken oder Fünfecken).

Säuren/Basen

Eine Flüssigkeit mit einer bestimmten Konzentration von Wasserstoffionen (H+). Wenn die Wasserstoffionen überwiegen, spricht man von einer Säure. Wenn die Hydroxylionen (OH-) überwiegen, spricht man von Basen oder Laugen. Die Verteilung von Säuren und Basen im Körper und in der Natur sind mit für das Milieu verantwortlich.

Super-ionisiertes Wasser

H_20 (Wasser) mit veränderten physikalischen Eigenschaften. Es gibt zwei verschiedene Arten des Superionisierten Wassers, die für die Anwendung zumeist gemischt werden.

Wasserstoffbrückenbindung

Die Verbindung mehrerer Wassermoleküle zu Ketten oder Clustern über eine Elektronenbindung.

Bildnachweis

S. 15) Patrick Flanagan, Elixier der Jugendlichkeit, Waldthausen Verlag in der NaturaViva Verlags GmbH, Weil der Stadt

S.16) Dickerson 1985

S. 16) Ivan Engler, Wasser- und Sauerstoffenergetisierung, Spurbuchverlag, Baunach

S. 16) Masaru Emoto, Die Antwort des Wassers, KOHA Verlag, Burgrain

S. 18) Ivan Engler, Wasser- und Sauerstoffenergetisierung, Spurbuchverlag, Baunach

S.19) Ina Gutsch, Berlin

S. 19) nach Brandt 1968 aus E.T. Degens 1989

S. 20) Patrick Flanagan, Elixier der Jugendlichkeit, Waldthausen Verlag in der NaturaViva Verlags GmbH, Weil der Stadt

S. 32) André Waser, AW Verlag, Schweiz, www.aw-verlag.at

S. 34) J. Bell Pettigrew "Design in Nature", 1908, London: Longmans, Green

S. 35) Wassercluster, nach Brandt 1968 aus E.T. Degens 1989

S. 35) Blüte, Internet: www.andreasdepping.de

S. 35) DNS, IBM Jena Image Library of Biological Macromolecules (http://www.imb-jena.de/IMA-GE.html)

S.35) Blume des Lebens, Drunvalo Melchizedek, Blume des Lebens, KOHA Verlag, Burgrain

S. 36) Drunvalo Melchizedek, Blume des Lebens, KOHA Verlag, Burgrain

S.124/125)Alois Haselbacher GmbH, A-8430 Leibnitz, anlässlich des Feuerwehrsymposiums am 5. Oktober 2002 in Sinabelkirchen, Österreich, www.haselbacher.at

S. 126) Ayhan Doyuk, AD PerfectSystems/Arcadia Eden, Munchen

S. 130) Peter Rohsmann/Burkhard Lemke, Arcadia Eden GmbH, München

S. 139) Alois Haselbacher GmbH, A-8430 Leibnitz, anlässlich des Feuerwehrsymposiums am 5. Oktober 2002 in Sinabelkirchen, Österreich, www.haselbacher.at

S. 141) Alois Haselbacher GmbH, A-8430 Leibnitz, anlässlich des Feuerwehrsymposiums am 5. Oktober 2002 in Sinabelkirchen, Österreich, www.haselbacher.at

S. 146) Ulrich Schmidt, berlin, www.artwork-us.com

Quellenliteratur

(1) Ball, Philip, H_2O, Biographie des Wassers, PIPER, München, 2001

(2) Emoto, Masaru, Die Antwort des Wassers, KOHA Verlag, Burgrain, 2002

(3) Normann-Schmidt, Sabine; Schmidt, Avraham-Karltheodor, Inst. Aco de Paou, Valernes, Wasser als Informationsträger und Energiespeicher und seine Bedeutung für Organismen, Aufsatz im DVR-Mitglieder-Journal 3/2001

(4) Dto.

(5) Forschergruppe für physikalische Chemie der Universität von Pennsylvania sowie Forschern der Berkley-Universität von Kalifornien.

(6) Flanagan, Patrick und Gael Crystal, Elixier der Jugendlichkeit, Waldthausen Verlag, Ritterhude, 1992

(7) Bischof, Marco, Biophotonen, das Licht in unseren Zellen, Zweitausendeins, Frankfurt am Main, 1995

(8) Coats, Callum, Naturenergien verstehen und nutzen, Omega Verlag, Aachen, 2001

(9) Popp, Fritz-Albert, Die Botschaft der Nahrung, Fischer Taschenbuch Verlag, Frankfurt/Main, 1993

(10) Sheldrake, Rupert, Das Schöpferische Universum, Ullstein Taschenbuchverlag, 1993

(11) Müller, Hartmut, raum & zeit Special Nr. 7, Ehlers Verlag, 2003

(12) Schmidt, Avraham-Karltheodor, Inst. Aco de Paou, Valernes, Molekularstrukturelle Grundlagen der Informationsspeicherung insbesondere beim Wasser. Vortrag vom 11.9.99 auf dem Symposium zum Thema Positive Charakterisierungsmöglichkeiten des Wassers als Lebensvermittler

(13) Ludwig, Dr. Wolfgang, Informative Medizin, VGM Verlag, Essen, 1999

(14) Müller, Hartmut, raum & zeit Special Nr. 7, Ehlers Verlag, 2003

(15) Melchizedek, Drunvalo, Die Blume des Lebens, KOHA Verlag, Burgrain, 2000

(16) Braden, Gregg, Das Erwachen der neuen Erde, Hans-Nietsch-Verlag, Freiburg, 1999

(17) Coats, Callum, Naturenergien verstehen und nutzen, Omega Verlag, Aachen, 2001

(18) Bischof, Marco, Biophotonen, das Licht in unseren Zellen, Zweitausendeins, Frankfurt am Main, 1995

(19) Mohr, Bärbel, Bestellungen beim Universum, Omega Verlag, Aachen, 1998

(20) Dubro, Peggy Phoenix; Lapierre, David, Potenziale der inneren Kraft, KOHA Verlag, Burgrain, 2003

(21) Normann-Schmidt, Sabine; Schmidt, Avraham-Karltheodor, Inst. Aco de Paou, Valernes, Wasser als Informationsträger und Energiespeicher und seine Bedeutung für Organismen, Aufsatz im DVR-Mitglieder-Journal 3/2001

(22) Ludwig, Wolfgang, Informative Medizin, VGM Verlag, Essen, 1999

(23) Bischof, Marco, Biophotonen, das Licht in unseren Zellen, Zweitausendeins, Frankfurt am Main, 1995
(24) Engler, Ivan, Wasser- und Sauerstoffenergetisierung, Spurbuchverlag, Baunach, 1996
(25) Coats, Callum, Naturenergien verstehen und nutzen, Omega Verlag, Aachen, 2001
(26) Higa, Teruo, Eine Revolution zur Rettung der Erde, OLV Verlag, Xanten, 2002
(27) Heine, Hartmut, Lehrbuch der biologischen Medizin, Hippokrates Verlag, Stuttgart, 1997
(28) Braden, Gregg, Das Erwachen der neuen Erde, Hans-Nietsch-Verlag, Freiburg, 1999
(29) Dubro, Peggy Phoenix; Lapierre, David, Potenziale der inneren Kraft, KOHA Verlag, Burgrain, 2003
(30) Braden, Gregg, Das Erwachen der neuen Erde, Hans-Nietsch-Verlag, Freiburg, 1999
(31) Ludwig, Wolfgang, Informative Medizin, VGM Verlag, Essen, 1999
(32) Müller, Hartmut, raum & zeit Special Nr. 7, Ehlers Verlag, 2003
(33) Bludorf, Franz und Fozar, Grazyna, Zaubergesang, Argo Verlag, Marktoberdorf, 2002
(34) GEO August 1992, S. 190
(35) Soeder, Alfons; Hitzeroth, Heinz, raum & zeit Special Nr. 7, Ehlers Verlag.
(36) Plichta, Peter, Gottes geheime Formel, Langen Müller Verlag, München, 2000
(37) Die Welt, 18.8.03, „Kosmischer Staubsturm hüllt die Erde mehr als zehn Jahre ein", Axel Bojanowski sowie www.esa.int
(38) Braden, Gregg, Das Erwachen der neuen Erde, Hans-Nietsch-Verlag, Freiburg, 1999
(39) dito
(40) Internet: http://www.speciesanalytik.de/Quecksilber/Geschichte/geschichte.html Technologiezentrum Eco Textil in Bochum.
(41) Internet: www.mehr-freiheit.de/markt/rockefeller.html
(42) Matrix 3000, Juni 2003, Bericht der UN Kommission für nachhaltige Entwicklung von 1997
(43) Internet: www-vetpharm.unizh.ch
(44) Internet: www.seilnacht.tuttlingen.com/lexikon/ Meere.htm
(45) www.oliver-loenker.de/Diplom/node21.htm
(46) Kosmetikzutatenliste von A-Z, CulumNatura, A-2115 Ernstbrunn
(47) Internet: www.phoenix-laboratorium.de
(48) Engler, Ivan, Wasser- und Sauerstoffenergetisierung, Spurbuchverlag, Baunach, 1996
(49) Internet: www.wellnesspartner.org
(50) D'Adamo, Peter; Whitney, Catherine, 4 Blutgruppen, PIPER Verlag, München, 2001
(51) Hendel, Barbara, Wasser vom Reinsten, ina Verlag, Herrsching
(52) www.umweltministerium.bayern.de/service/umwberat/ubbpfl.htm (Internet)
(53) Hendel, Barbara, Wasser vom Reinsten, ina Verlag, Herrsching

Sach- und Personenregister

Kontaktadressen und Bezugsquellen

Anschrift des Verlages:

Spurbuchverlag
Am Eichenhügel 4
96148 Baunach
Tel.: 09544-1561
Internet: www.spurbuch.de
E-Mail: info@spurbuch.de

Zuschriften an die Autorin bitte an den Verlag schicken.

Bezugsquellennachweis:

Arcadia Eden GmbH
Logistikcenter
Strogenstr. 52
85456 Wartenberg
www.arcadia-eden.de
Tel.: 08762-727 98 43
Fax: 08762-727 98 44

Weitere Hintergrundinformationen und Bilder:

www.adperfectsystems.com (englisch)

Neuer Haarwuchs - gesundes Haar

Techniken für die Selbstbehandlung von Glatze und Haarausfall
und eine Profimethode, die es in sich hat.

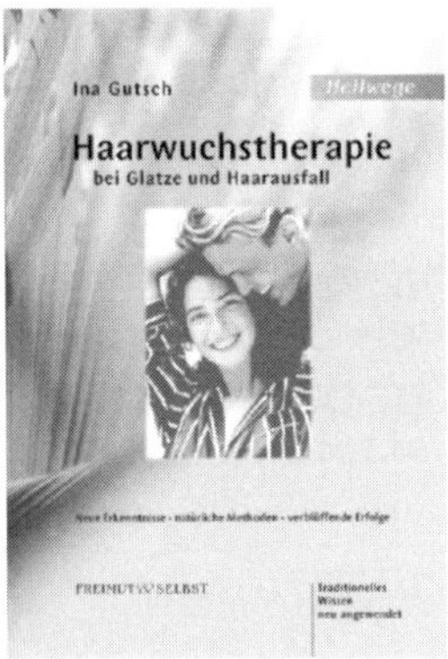

Erfahren Sie,

- wie Haarausfall entsteht
- wie man selbst dazu beigetragen hat
- wie der Haarverlust gestoppt wird
- welche Aspekte man für neuen Haarwuchs berücksichtigen sollte
- wie die Profitherapie wirkt
- wie selbst die langjährige Glatze systematisch zuwachsen kann und
- wie die Gesundheit von dieser Kur profitiert.

Dieser Ratgeber vermittelt wirksame Behandlungsmöglichkeiten, die aus der langjährigen naturheilkundlichen Praxis der Autorin und einer Anwenderstudie zur Behandlung der männlichen Glatze heraus entstanden sind. Gleichzeitig bietet er eine Gesamtschau der Ursachen und der Symptomatik des Haarausfalls, die sowohl hormonelle und genetische Aspekte berücksichtigt, als auch deren Ursachen. Der Zusammenhang mit dem Stoffwechsel wird verständlich erläutert und die daraus resultierenden Lösungsmöglichkeiten eingehend beschrieben.

Haarwuchstherapie, Ina Gutsch
ISBN 3-9805293-2-0

Weitere interessante Bücher aus dem Deutschen Spurbuchverlag

Alternative Medizin: Gesundheitsexperten schreiben für Sie

Wasser

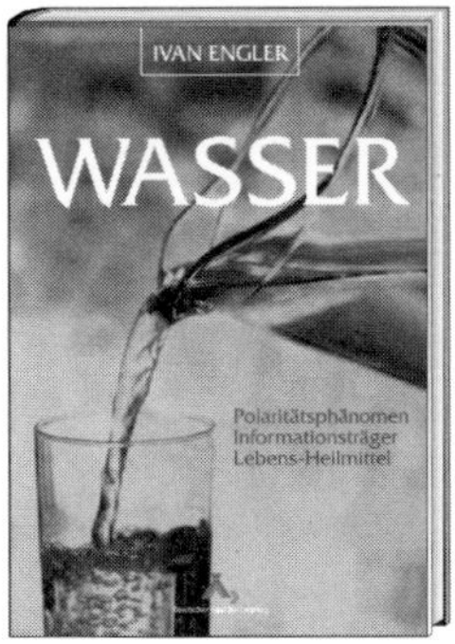

Wasser ist ein hervorragender Informationsträger. Diese Eigenschaft wird intuitiv in den verschiedenen Heilverfahren genutzt. Neueste Beobachtungen zeigen, daß Wasser die gesamten Frequenzen des elektromagnetischen Feldes speichern und weitergeben kann, was sich günstig oder ungünstig, je nach Wasserinformation und Struktur auf den Menschen auswirken kann. Zwölf international bekannte Wissenschaftler haben gemeinsam dieses Buch über Wasser geschrieben.

Dr. med. univ. Ivan Engler, als Herausgeber war Facharzt für Chirurgie, Facharzt für UChirurgie und bereits mit 33 Jahren Leiter der Traumatologie an der Universitätsklinik Bratislava/CSSR. Er war Hauptmann, Arzt und Leiter der Chirurgie bei den UNO-Truppen im Nahen Osten. Seit 1980 leitet Dr. I. Engler die international bekannte Ärzteforschung für Naturheilverfahren in Salzburg. Im Jahr 1980 führte er als erster die Behandlung mit partiell ionisiertem Sauerstoff in die Medizin ein und begründete die „ionisierte Sauerstoff-Intensiv-Therapie" (IO$_2$IT/VH$_2$O), die sich als eine ganzheitliche biologische Informationsbehandlung bei Therapeuten in der ganzen Welt bewährt hat. Nach eigenen Forschungen kam 1987 die originelle Wasseranwendung als integrative Methode hinzu.

Engler, Ivan:
Wasser. Polaritätsphänomen, Informationsträger, Lebens-Heilmittel.
Kartoniert, 288 Seiten, Format 16 x 24 cm, ISBN 3-88778-227-5.

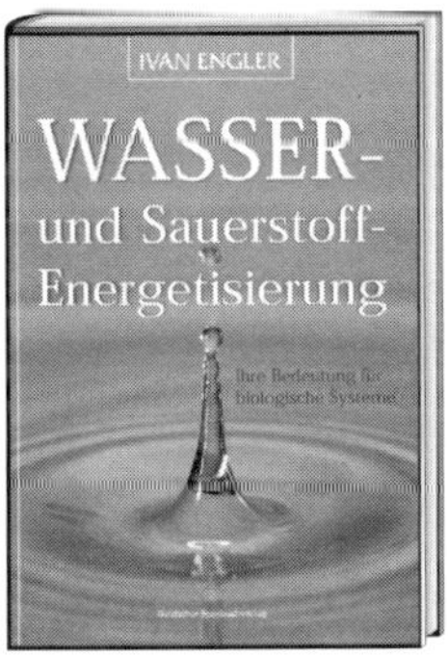

Wasser- und Sauerstoff- Energetisierung

In der heutigen ökologischen Krisenzeit besitzt die Qualität des Wassers und der Luft eine Schlüsselstellung. Die natürliche oder geeignete technische Energetisierung des Wassers und des Sauerstoffs verbessert die Reinheit und biologischen Eigenschaften dieser essentiellen Stoffe, die für die Gesundheit und Leistungsfähigkeit unentbehrlich sind. Kosmos, Erde, Luft, Wasser, Lebensmittel, biologische Systeme, Mensch, Mikroorganismen, Grundsystem, Zelle, Flüssigkeitskristalle, Elektronen, Fotonen, elektromagnetische Wechselwirkungen bilden eine Einheit und werden in diesem Nachschlagewerk grundlegend behandelt.

Durch die ganzheitliche Betrachtung des Wassers und des Sauerstoffs, die essentielle Stoffe für den Menschen sind, ist es leichter, sich selbst, die gesunden oder kranken Menschen, die Umwelt zu verstehen, besser zu leben, in Krisen nicht unterzugehen und vor allem anderen zu helfen.

Engler, Ivan:
Wasser- und Sauerstoff- Energetisierung.
Ihre Bedeutung für biologische Systeme. Berichte über das Wasser des Lebens, Wasser des Todes, Sauerstoff-Ionen, Oxygeniertes Wasser
Deutscher Spurbuchverlag Baunach, Format 16 x 24 cm, kartoniert, 400 Seiten, ISBN 3-88778-235-6.